AQUARIUS

AQUARIUS

Enjoy是欣賞、享受，
以及樂在其中的一種生活態度。

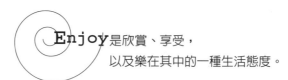

從來不放棄

——關於癌症，腫瘤科醫師給你的真心建議

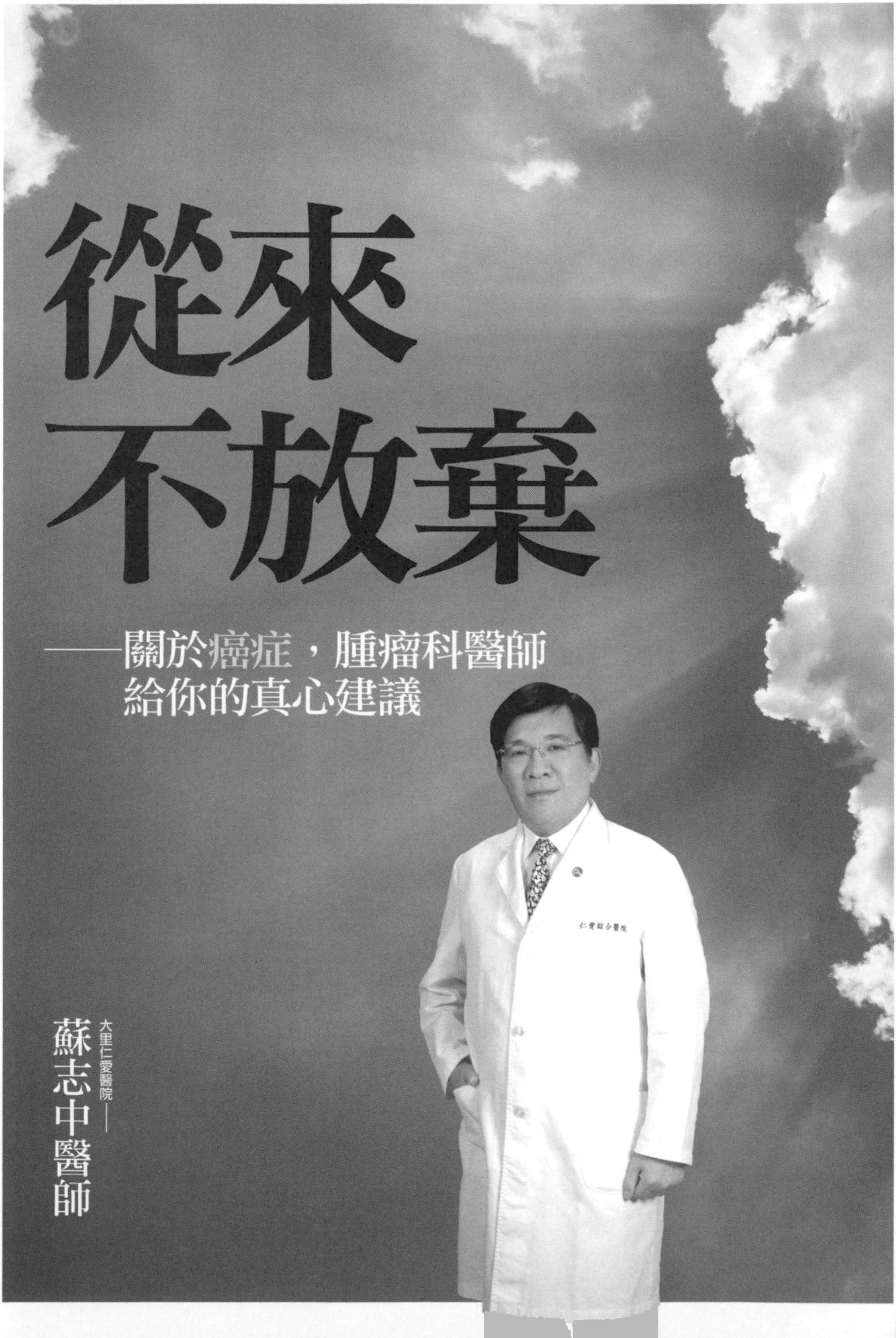

大里仁愛醫院——
蘇志中醫師

【推薦序一】具醒思的提醒及聲音！

張俊彥（台北榮總癌病中心主任、國防醫學院教授）

與蘇志中院長認識已輾轉近三十載，同樣身為醫師及學長的我，這一路走來不得不佩服蘇院長是位難得的醫師及醫界管理者。我一直認為身為腫瘤科醫師是上天所給予的機會與恩惠，醫院其實是最好修煉的地方，而蘇院長這數十年來不僅在行醫過程中讓身為學長的我感受到他生命中更加柔軟的一面，以及堅韌的經歷，在克服種種的不順遂後，他對於大里仁愛醫院醫療團隊的專業管理能力，更讓醫療從業人員體驗到醫者、仁心更深的層面。

從《從來不放棄——關於癌症，腫瘤科醫師給你的真心建議》一書中，如同蘇志中院長提及：從病患與家屬的角度，用同理心詮釋醫病關係與醫界的倫理制度等等，書中我們可以看到他以醫師的身分，卻能時時反躬自省的一面，也讓讀者透過文字，更加認識一位腫瘤科醫師給民眾最真誠的建議及醫病心得的分享。在書中，蘇院長也透過專業及同理心的方式告訴讀者關於癌症的變異性，也就是臨床發生的腫瘤樣態很多都是不同的，不論是醫生或是病患，生命要是先放手了，肯定就沒機會，只有繼續堅持，才可能發現生命中的奇蹟。

誠如本書自始至終所強調的，蘇院長在醫病關係或是在醫院的經營管理上，真正所憑藉的，乃是他所秉持的觀念，即「從來不放棄」。儘管在書中我們看到他早年在學期間與實習過程中如何咬緊牙關，刻苦奮鬥，而近年來則將大部分時間用於更寬闊的醫學管理……等，這些都是出自他的堅持和理念能夠保持一貫，也使得他所做的決定和行為能與眾不同，並在芸芸醫師眾生中能夠脫穎而出。

以上乃是個人讀畢全書的心得，我對蘇院長感到由衷欽佩。每個人的故事或許都不盡相同，但同樣的是他們都對工作具有高度熱忱且全心投入，一開始的時候可能並不起眼，但堅持到底，往往就能充分發揮自己的優點。也許每位讀者是抱持不同的心境及需要在閱讀本書，這都不重要，重要的是在閱讀此書時，能體會到作者全心全意希望藉由此書帶給讀者不同的醫病關係感受及視野。對於讀者而言，也許這更是有助於對於台灣癌症醫病另一層次的不同認識。《從來不放棄

——關於癌症，腫瘤科醫師給你的真心建議》一書的出版，證明蘇院長的堅持是對的，要寫，就要寫一本關於癌症腫瘤科醫師給「世人」最真心的建議！

值此《從來不放棄——關於癌症，腫瘤科醫師給你的真心建議》出書之際，承蘇志中院長雅囑，特綴數語，聊以為序。

【推薦序二】

用心看癌症治療，從來不放棄！

顏上惠（台北榮總癌病中心主任、國防醫學院教授）

與蘇志中院長熟識已有二十餘年，他還是三總住院醫師時，我便與其共事，當時我便發現蘇院長對自我學習和能力提升的自我要求很高，而且個性溫和的他，在服務上深獲病人好評，是位醫德和醫術兼得的好醫生。

在三總升任主治醫師後，蘇志中醫生於哈佛大學麻省總醫院跟隨一位世界級的大師學習，我在造訪該院時，他的能力與表現甚受讚揚，可說是為台灣爭光，至民國八十一年返國，他於學界的表現亦為同儕稱道。

他以放射腫瘤為基礎，且深知腫瘤病患最需要的是「個案管理」的全人醫療服務，在有限資源整合下，他努力推展這個醫療概念，讓病患得以享有多科團隊整合治療與全人的服務及全程的照顧。多年來他深耕這領域，在癌症與放射治療界創新技術與優質服務，屢受讚揚肯定。

《從來不放棄——關於癌症，腫瘤科醫師給你的真心建議》這本書中記錄了許多癌症臨床案例以及「醫生」的治療思維、「病人和家屬」的想法，是相當值得一讀再讀的好書。蘇院長的父親多年前因淋巴癌過世，他瞬間從一位「醫生」轉變成「家屬」，這一場經歷讓他從心去看癌症醫療，讓他更用心去經營。在書中，我們更了解他對病人的用心與受到的肯定，也更了解仁愛醫療財團法人大里仁愛醫院癌症治療與服務的特色，有許多方面是值得推展至國內各醫院的，也期許蘇院長能繼續為提升癌患及病患的醫療服務效益。

【推薦序三】關懷與正向的鼓舞力量

邱淑媞（國民健康局局長）

隨著國人生活型態與環境的改變，癌症自民國七十一年起即一直高居國人十大死因之首。為確保癌症病人獲得優質診療照護服務，國民健康局於民國九十年起補助醫院辦理癌症醫療品質提升計畫，並於九十七年開始辦理癌症診療品質認證，將通過認證醫院名單公布於網站，供民眾就醫選擇參考。另為有效提早發現癌症，達到較好的治療預後，本局自民國九十九年起擴大推動子宮頸癌、乳癌、大腸癌與口腔癌篩檢服務，並結合各類媒體通路，全面宣導鼓勵民眾定期檢查。在積極面，則是提倡健康生活型態，幫助民眾預防癌症，把天天五蔬果、適度運動、控制體重與遠離菸酒檳榔等有害物質，內化成整個社會的生活常模。

近來每年新診斷癌症個案已近八萬人，隨著政府擴大推廣癌症篩檢，每年發現的個案數還可能向上突破九萬！一般民眾往往聞癌色變，不知所措，非常需要專業上的指導與支持，因此，非常高興看到蘇院長在醫務繁忙之餘，能撥冗完成新書《從來不放棄——關於癌症，腫瘤科醫師給你的真心建議》。蘇院長本身受過完整的醫學教育與腫瘤醫療專業訓練，每日接觸到許多為癌症徬徨的病人與家屬，因此，本書不僅提供民眾正確的癌症治療觀念，更有來自醫者發自內心深處的生命關懷與正向鼓舞力量，讓病人與家屬可以勇敢且有盼望地對抗癌症。

讀完本書不僅有助於讀者認識不同癌症與不同的治療方式外，更可以進一步了解目前國內癌症醫療環境、醫病關係、健保制度與安寧療護等相關議題，非常適合一般民眾與從事癌症醫療照護工作人員閱讀，因此特誌數語，以之為序。

【推薦序四】值得託付與信賴

陳英聲（西湖渡假村創辦人）

在扶輪的世界裡，每週例會聽一次精采的演講，可說是心靈上的一大享受，尤其社友們的職業專題報告，更是讓人獲益良多，因為他們都是各行各業的頂尖高手。

其中讓我印象最深刻並且深受感動的演講，就是蘇志中社友所講的——「談健康」。

一般人常常將癌症和絕症畫上等號，對於罹癌者，周邊的人無不投以同情及憐憫的眼光，然而蘇志中院長卻認為：「讓病人有信心且快樂活下去是最重要的事」，每當患者憂傷的問他：「醫師，我大概什麼時候會走？」他總是告訴病人：「我自己什麼時候走，我都不知道，我怎麼會知道你什麼時候會走呢？」病人聽了，總是懷抱著希望回家去了。他認為醫生是沒有權力宣布一個人的壽命的。

除了讓病人有活下去的勇氣外，提高病人的生活品質更是他的目標，他意識到出國旅行通常是重度癌症患者「微小卻又遙不可及的夢想」，因此每兩年他就舉辦一次「圓夢之旅」。為了使病人及家屬放心，他與兩位醫師、四位專業護理人員親自帶領患者至日本旅遊，沿途泡湯、吃美食並喝點小酒，讓所有的病人再度感受到生命的美好。聽講至此，我對蘇院長的仁心仁術感到萬分敬佩，因為他不僅醫治肉體的病痛，更為病人找回幸福的感覺。

曾經有位資深社友，因癌症病重而前往住院。他躺臥在病床上，心裡卻仍牽掛著例會即將缺席，不能維持五十二年來出席率百分之百的紀錄。蘇院長急忙聯絡我前去探訪，使我能在第一時間帶去全體社友的關懷與祝福，並安慰他：「社長已來到面前，例會算是出席啦！」他露出了放心的笑容。

在這位社友住院的最後一段日子，蘇院長秉持他的中心思想——「讓病人擁有多一點點的快樂，協助他去完成他想要做的事情，並緩解他的疼痛，讓他安適尊嚴地走完人生最後一程。」如此治療方式，獲得家屬們無限的感激。

在我接任台中扶輪社社長職務時，想到一位這麼有愛心並深懂生命意義的醫生，必然也是一位負責任且熱心服務的人，所以儘管他的社齡還淺，仍然大膽敦聘他為理事，並擔任國際服務召集人，果然一年任內，蘇院長伉儷全心投入，讓社務順利進行。日本姊妹社來訪，除了安排精采的節目來促進國際友誼外，蘇夫人流利的日語更是中日社友間的最佳橋梁。

蘇院長在公務繁忙之餘，仍能為自己抽空轉換角色與心情，讓生活跨越醫界，積極參與社團及公益活動，不但貢獻社會，也為自己的人生增添多姿的色彩，真是一位難得的快樂生活家。

蘇院長在扶輪社的一席演講，佳評如潮；另外他也常上廣播訪談，分享癌症醫療的正確觀念，如今在夫人周秀芳的鼓勵下，花費更多的時間與精力，把自己一生學醫及行醫的心路歷程寫成一本珍貴的書《從來不放棄——關於癌症，腫瘤科醫師給你的真心建議》，相信這本書所提供的醫療觀念將成為值得大家珍藏的寶典。

閱讀過後，我終於明白，平日話不多、沉穩內斂，眉頭似乎有著無限使命的蘇院長，原來是因為背後有著一位忠直正義、令人肅然起敬的父親！

我以擁有蘇院長這樣值得託付與信賴的社友為榮！

【推薦序五】醫病也醫心的慈悲醫師

黃文博（資深廣告人）

看著父親清澈的雙眼，他似乎想用眼神代替，因為插管三次而無法發聲的喉嚨，他想告訴我他心中的牽掛。然而我們父子間平日交談已少，更別說此時要如何懂得他老人家的眼神，於是心急如焚的我，只好拚命揣摩父親想交代的事，在他耳邊逐一陳述。從他眼角滑落的淚水，我明白自己畢竟猜不透他的心。父親有許多想說卻說不出的事，必須被迫放在心裡煎熬著。

入院時，他還是個頭腦清楚、精神飽滿的八十三歲老人，想不到院內感染使他猝然倒下。在加護病房受盡折磨一個半月以後，望著監測器上的血壓一路滑落，我陪著父親走過他生命最後一個午後。一生堅毅的他，就算身上有多達八條各式插管，卻始終沒有放棄，因為他放心不下已經癱在床上超過八年，近乎半昏迷狀態的老伴。父親是全世界最後一位仍堅信我母親會清醒好轉的人，他始終都沒有放棄過。

經歷過至親者不輕易放棄生命的過程，那種對生命的美好萬分珍惜，卻又對生命的殘酷萬般無奈的拉鋸過程，讓人戰慄，也才真正能夠體會，面對生命現實有多麼艱難，但脆弱的又豈是生命本身，任何生命都有奮力找出路的天性，不是嗎？脆弱的其實是承載生命的心靈，大部分人的心靈都難擋生命的殘酷試煉。我曾不只一次在父親病榻前深思，如果躺在那裡的是我，我能有他幾分之幾的堅強呢？我又能否在強忍自身痛楚的同時，仍記掛伴侶直到最後一刻？

放棄自己是那麼地容易，更別提放棄別人了，簡直就是人性的必然。

當然，所謂「不放棄」並非硬拖強撐至最後的意思，真如此勉強不放手，生命將只剩下殘酷，而無一絲美好。頑強與堅強之間，有著全然不同的人生體悟，像適時停止急救，需要相當堅強的心靈才能下得了決定。做決定的通常是病患的家屬，在替至親解脫的安慰感之外，卻得背負一份揮之不去的內疚，有時必須用一輩子的堅強來背負。

想想看，我們大概都把不放棄的功德做在自己身上，至多做在親人身上，要做在陌生人身上往往都被歸為宗教家的情懷，因為知易行難啊！

父母邁入年老的那段時間，我進出醫院的次數頻繁，坦白說，遇到醫護人員大多既有耐心也有愛心，我經常在他們的專業權威下懾服，但絕少被他們「視病猶親」的態度所感動——雖然幾乎所有醫院都看得到這四個字打造的匾額或是標牌，但我想這與輿論強調的醫德教育無關。有些事教不來，應該和天性有關。

志中具有此種天性。記得有一次和他談話，聽他平緩厚實的聲音，講述想做的事情，突然覺得他很像慈悲的僧人或虔誠的神父。他從事面對生死的行業，一路做到醫院院長，經歷多少生病的起滅，照常理，他早該麻木了，深具名望的他應該把自己弄得像個人人望之凜然的權威，或像個滿口「投資報酬率」的企業家。的確，志中有條件那麼做，但他沒有那樣子。天性使然，他慈悲與虔誠的本性，沒令他成為宗教師，卻讓他在俗事負擔更多別人的苦痛。他少了名醫的距離感，多了親切感。他是有溫度的，具體實現了「視病猶親」所標榜的精神。

這樣的人，當然不可能認同一般醫師，見獵心喜的說出「這個case漂亮」的這種話。一般醫師盡完自己的專業職責後，就同時結束了彼此的醫病關係。病人的醫病關係結束，病人的病也醫完了，就是該放手的時候，但志中會去關心癌末病人僅存的日子該如何度過，甚至他還設了捐款專戶，幫他們完成後半生的夢。

他堅持不放棄，即使老天已經放棄這些生命，醫療行為已經無法改變。當生命走向衰亡，他和他的團隊卻讓即將面對死亡的人知道，有一群人捨不得他，永遠不放棄他。

認識志中的夫人比他還早得多，她是我大學時代小我一屆的學妹，個性活潑開朗樂觀自信。風頭很健，是那種從小一路優秀到大的才藝型女生。記得她在大一迎新的活動中自我介紹，侃侃而談，大方揮灑，簡直把小小的講台當舞台，台下我們這群學長不禁議論紛紛，想說以她的層次水準，系上男生鐵定留不下她，勢必外銷。果然她與識貨的志中一見鍾情，我真的要說她的眼光和志中一樣好，能夠互相珍惜，互相支持。她的全力相助，成就了志中放手去做的勇氣，而志中倚重信賴，則讓她成為賢內助兼事業上最佳的輔佐。

她的犧牲支撐了他得以不放棄的理想，鼓舞了病人得以不放棄生命。所以，我始終認為志中他們從事的不僅是醫療事業，也是公益事業。

這本書是給所有對生命有疑惑的人看的，看看「不放棄」的精神如何創造生命的可能性，想想你應該對身邊的人或是做些什麼不放棄的決定。

這本書也是寫給那些以為自己正在被生命放棄的人看的，看看不放棄的力量有多大，想想你的生命裡一定還有最後一個不放棄的理由。

這本書更是給有能力幫助別人「不放棄」的人看的，看看不放棄別人是一件多麼喜悅的事，想想你在不放棄自己之餘，能否試著開始不放棄別人。

很高興志中這位慈悲虔誠的院長，出了這本書，告訴我們如何對抗身體的疾病，同時提醒我們怎麼面對內心的隱疾。

我把每一次和至親之人的相處，都當成是最後一次的機會，永遠不要放棄向他表達你的愛。

【自序】關於癌症，請不要迴避，更不需再害怕

今年是我行醫滿二十五年。

一路從住院醫師到總醫師、主治醫師、主任到院長，驀然回首，身後一步步深刻的足跡印在生命的淺灘上，曲折的海岸線走得遠遠長長的。拍打著淺灘的海洋，時而安靜時而波濤洶湧，在安靜的夜裡闔眼聆聽，隨風飄揚起的，是我、還有那些曾經將生命親手託付給我的患者們，共同用淚水與歡笑譜成的樂章。

行醫這麼多年，我的眼睛看過太多的生離死別，忙碌的雙手至今仍為那些匆促生命感到深深惋惜。

但我知道，我不能不為這些感動留下紀錄。所以我決定寫下這本書，當成自己行醫的全紀錄，也當成是記錄病人抗癌過程的故事書。

我將自己個人所學到的、看到的、想到的還有深深被感動的東西，做成備忘

緊貼在胸口牢記；同時也將病人與家屬所必須面對的、不安的、抉擇的、忍受的還有應該要被尊重的東西也一併記錄下來，當作記憶拼圖送給他們。

雖然癌症對現在來說並不是罕見疾病，但是國人似乎仍然「聞癌色變」，在醫療資源及費用上，也由於科技的進步，與日俱增，對病人及家屬來講，癌症治療不只是全家人的壓力，也是一段大家要共同面對的漫長過程。生命中很多事情都會讓人手足無措，我寫這本書是希望藉由經驗的分享，能讓病人和家屬在面對癌症時，能以正確的態度接受挑戰，也期盼更多癌症醫護人員能更以同理心來與病人走這一段路。

《從來不放棄——關於癌症，腫瘤科醫師給你的真心建議》絕對不是一本教科書，也不是一本工具書，裡面沒有什麼高深的學問，更沒有治療癌症的祕訣。

我希望，透過這本書讓不同的人都能看到不同的面向，得到不同的益處。讓醫護人員藉由它，能重新思考醫療在自己心中的定位，修正對病人的醫療態度，並找回自己選擇這條路的初衷；讓病人透過它，在幽微緊閉的困境裡能看見希望的曙光，感受正面鼓勵之後能湧起嘗試治療的勇氣。讓他們知道有我們在，自己並不孤單！也讓家屬們在陪伴抗癌的最初與過程中更加了解腫瘤，學習如何與罹癌的家人相處、溝通並給予協助，也讓醫療資源的供給者，思考是否能在制度與政策上適度做些改變。善用每一分醫療資源，救助更多珍貴的生命！

在書舖中因偶爾或好奇而拾起本書的讀者，願你在閱讀中體會生命最柔軟處所蘊含的強大力量，也能在感動之餘，透過這本書對癌症的整個過程有通盤的了解，關於「癌症」，請不要迴避，更不需再害怕。

另外我也想藉由這本書，給時下的年輕人一個建議，在人生的過程中，困難與阻礙是必要的因素，應以堅強的意志力來面對一切，且堅持做對的事情。至於何謂對的事，應是「與人為善」及「敬天愛人」，如此，很多事情自然就會有好的結果。

我要感謝我的父親，讓身為腫瘤科醫生的我，對癌症的醫療有更大的使命感，讓我知道自己應該幫病人做得更多。感謝我的家人對我一路上無悔無怨的支持，尤其是我的太太，感謝她一路相挺，替我分憂解勞。感謝書裡所提及或未提及的患者與家屬，也感謝一路教導與鞭策我的師長與長官。

最後就是將這本書送給曾經服務過的病人與家屬，希望這本書可以讓病人與家屬將生命中的無奈轉變成永不放棄的勇氣！

目錄

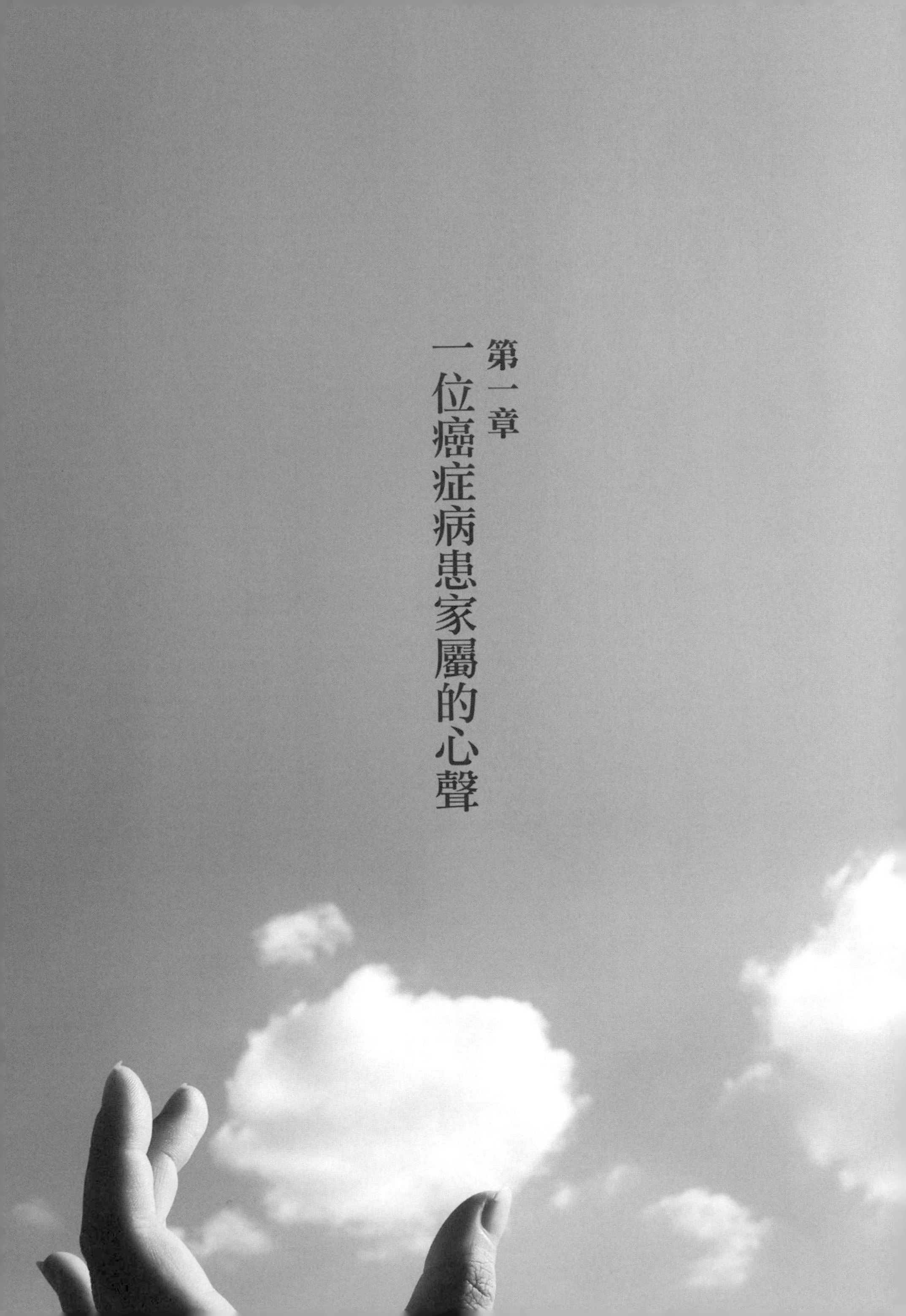

第一章

一位癌症病患家屬的心聲

第一章　一位癌症病患家屬的心聲

父親接受治療的開始，也是我身分轉換的起端。
從醫病關係的權威端移到弱勢的彼端，從醫師身分變為病人家屬，
一場角色對調，對我的醫療生涯帶來了另一場震撼教育。
陪伴父親抗癌的這段過程，更讓我立志成為——
站在「生命的原點」看待醫療的人。

被癌症帶走的父親

十三年前，我的父親因為惡性淋巴癌過世。

在難以言喻的哀慟中，我親手關掉了他的維生系統。雖然心中有很多不捨和難過，但身為人子的我，對於這件事，內心並沒有一絲罪惡感。在冥冥之中，我想這是

他希望我做的事情，因為父親一生，最重視的就是尊嚴與榮譽。

這絕對不是醫師所謂的專業、冷靜。在經歷至親遭受病痛折磨十多年後，我想不論是誰，再大、再多的傷心難過，都已經轉變為堅強與不捨。

父親在世的最後幾個月，只能躺在病床上，靠著機器來維持生命。我捨不得他病苦的身軀日漸消瘦，捨不得他視為比生命還重要的「尊嚴」一點一滴消逝；更捨不得母親因為長期照顧病榻上的父親，不眠不休而造成的心力交瘁。

那幾年，她一下子老了十幾歲。

我緊握住父親的手，想起前幾年他因癌細胞轉移壓迫到脊椎，導致雙腳癱瘓無力，而緊急開刀的情形。當父親麻藥退了清醒過來，發現自己居然在加護病房裡，勃然大怒，對著我開罵：

「我不是很早就講過了嗎？我絕對不要進加護病房！不是告訴過你了嗎？」

看著他才剛開完刀，就氣得吹鬍子瞪眼的，我又好氣又好笑，趕緊跟他解釋：「不是、不是，你現在是因為開刀的關係，才要待在加護病房裡觀察恢復情形，不是因為病危才被送進加護病房。」

從小，父親就像棵大樹，為全家人遮風擋雨。他律己甚嚴，很堅強，也很固執。在他開始做治療之前，就再三叮囑我們，說萬一他真的怎麼樣了，也絕對不要進加護病房，或做一些插管急救的事。

凡出門必一身整齊筆挺的父親，哪能忍受自己羸弱衰頹，甚至躺在床上行動不便，要人服侍呢！我想，這才是他心底最大的恐懼。身體虛弱到連飲食、穿衣這類日常瑣事都得央人打理，恐怕比生病本身更教他難以忍受。除了失去尊嚴之外，另一個原因就是，個性獨立好強的他最不愛麻煩別人，即使是最親的家人。

有一回，他把我叫到床邊，遞給我一張紙，上頭寫滿了字，我還來不及看內容，他就開口：「我把自己的訃文寫好了，裡面有我的生平簡介，以及我想對友人們說的話。你收著，這樣以後就不用麻煩了。」同時，他交給我一份手稿，是他親筆寫的〈唐太宗百字箴〉，內容是「取本分之財，戒無名之酒，常懷克己之心，閑卻是非之口。」父親要我留作紀念，並時時惕勵自己。我感懷珍惜，裱褙裝框，直到目前還放在辦公桌前。

我一陣鼻酸，手上一張薄薄的紙，卻頓時變得有如千斤重，讓我無法承受。

我哽咽地看著父親，「爸，你擔心這些事做什麼？你現在最要緊的就是好好休息、養病，不用煩惱這些。有什麼事情我跟妹妹會處理的，你不用擔心！」

「唉，你們不知道啦！大陸老家的情況、我做過什麼事、去過哪些地方……你們都不曉得，我的事我自己最清楚了，寫好就省得你們到時候麻煩。」不只是訃文，父親甚至連以後骨灰要放在哪裡、每年法會的費用支出這些事都規劃好了，然後等一切安排妥當後才告訴我們，僅用一句「省得你們麻煩」輕輕帶過。

因為生病之故，父親厚實有力的雙手漸顯瘦骨嶙峋，但白紙上的文字卻依舊蒼勁有力。我想像著他獨自坐在病房內反覆思量，然後用心、用力地在紙上寫下自己生平的景況，眼淚就忍不住掉了下來。

父親是個很有威嚴的人，在國、高中時代，我常陪著他一起散步或乘涼，那時總會聽他提起自己的成長過程，以及從大陸來台所遭遇的事情。

那些記憶片段有時零碎並不完整，但靜靜地在父親身旁傾聽，總能感受到顛沛流離的時代所帶來的遺憾，以及獨自離鄉背井、無法歸鄉的滄桑，從父親堅強的外表下細微流露。

我深深感受到父親是個勇敢的人，更影響到我**面對病人與疾病的態度，一切應從「人性」去思考。這也是我常告訴家屬的事情。**

靠近，卻無法感同身受

記得當父親檢查出罹患淋巴癌的時候，我已在三軍總醫院的腫瘤科擔任住院醫師。一般而言，淋巴癌可以依組織及細胞形態區分為低度惡性、中度惡性及高度惡性三大類；高惡度與低惡度的差別，就在於高惡度雖然侵襲性較高，但是治癒機率也高，而低惡度雖然比較沒那麼惡，平均存活時間可達十至十二年，卻不容易根治。

檢查結果出來，父親為低度惡性淋巴癌，但當時已是第四期了，那年他還不到六十歲。

對全家人而言，這消息簡直像顆超級炸彈，砰！砰！砰！炸亂了我們一向規律平靜的生活。當下，我們就和所有被醫師宣告罹癌的病人和病人家屬一樣，無法置信、拒絕接受，我甚至想大聲問老天爺：「為什麼這種事會發生在我父親身上？」「怎麼會這樣？」他一點都看不出來是患病的人！

無可避免的震驚過後，很快地，我開始找尋各種相關資料。國內外文獻一篇接著一篇地看，每個字都不放過，也四處請教多位醫學界先進、臨床前輩們，徵詢第二意見、第三意見……

可是二十年前，癌症的治療工具真的相當有限，即使幾年後我到美國哈佛醫學院及麻州總醫院進修，跟著被尊稱為「頭頸部腫瘤治療第一把交椅」的C.C Wang教授進行臨床研究，扎實的訓練讓我對放射線的掌控運用更加精確、嫻熟。但對於淋巴癌的治療，仍然沒有任何突破，可以讓我將新的研究、新的資訊帶回台灣，對醫治自己的父親有所幫助。

事實上，**一些比較有效的癌症治療工具，都是近幾年才被研究出來的，但臨床上主要還是針對大腸癌、乳癌、肝癌等，對淋巴癌的幫助很有限。**

那個時候，醫界對低度惡性淋巴癌的治療方式有三派意見：一派認為先不用做治療，密切觀察就好，視其變化再做因應。另一派認為，應該要比照治療高惡度淋巴癌的方式積極治療。還有一派醫師則認為，既然低惡度淋巴癌在積極治療後的結果，與治療前並沒有太大差異，那根本無須進行積極治療，只做維持性的治療即可；也就是階段性的使用口服化療，或視狀況給予姑息性的治療就行，因為差別不大。

最後，我評估父親的病情與身體狀況，同時顧及他的想法與心情，決定先採取「維持性治療」的方式，因為父親是去按摩時，按摩師發現他頸部淋巴結腫大，建議他去檢查看看，父親身上並沒有明顯的症狀。

我的個性本來就是比較設身處地幫別人想的人，從醫初期開始接觸病人後，我自認多半會站在病人立場著想。但是坦白說，**很多事情，設身處地跟親身經歷之間還是存在著差距，因為不是當事人，我們僅能靠近，很難感同身受。**

好比說，癌症病人很害怕治療後外觀產生變化，因此不願意接受治療。這種恐懼是旁人無法體會認同的。一般人的想法當然是先把病治好，保命最重要呀！掉髮只是治療過程中會發生的「短暫」現象，病好了、健康恢復了，頭髮自然就長回來了。但在真實案例中，發現許多愛美的女生都過不了這個關卡，還會因為短暫的外貌變化，遲疑地不願意接受治療，而且這樣的病人不少。

父親的狀況就是這樣。其實，低度惡性淋巴癌對生活並不會產生太大的變化，反倒是在他剛檢查出罹病時，做了幾次口服化療，讓他大量掉頭髮。這對他造成相當大的壓力，因為他不想讓別人知道他生病，所以當時十分不願意進行積極治療。

後來，我們就採取觀察的方式，幾年下來，幸好都沒有任何動靜跟變化。不過可能也是因為這樣讓他鬆懈，忽視癌症追蹤的重要性，**「不願意面對」也是癌症病人的矛盾與焦慮。**

我則因為身為腫瘤科醫師，卻沒有嚴格要求父親定期追蹤病情，至今這仍是我心中一個永遠無法彌補的遺憾。只是一個異鄉遊子的歸心，我怎麼樣也不忍心阻擋。父親在知道自己得到淋巴癌後，二話不說地做了一個決定──申請退休，放棄一切福利，向高雄縣議會辭去議長祕書一職。

未釋懷的鄉愁

父親十七歲時，便一個人跟著國民政府從大陸來到台灣，因為未成年而免去當兵伕的命運。先是在高雄縣議會當組員，孜孜矻矻、夙夜匪懈，一直做到議長祕書這個職務。旁人看來或許風光，但父親心裡的苦是只有家人才知道的。

那個年代，台灣雖然已經開放大陸探親，但是法令規定，公務人員是不能去大陸的。導致離家將近四十年的父親，不曾再踏上家鄉土地一步，也未曾與留在大陸的親人再見一面。

我能了解一個十七歲便離鄉的少年，他的思鄉之情是何等殷切，所以當他申請退休要回大陸省親時，我、母親和妹妹都沒有多說一句話。

以前每年除夕，我們家都會上演一齣「戲碼」。愛喝啤酒的父親，吃過年夜飯後便會要求全家人一起陪他喝酒聊天，只是……每次喝到酒酣耳熱之際，他總會一個人走進浴室、關起門。浴室裡先是傳出嗚嗚的哽咽聲，隨之而來的是一陣號啕大哭，久久不能停止。思鄉情懷一定令父親很心痛，因為他是祖父最小的太太生的小兒子，所有的孩子中祖父最疼愛他。特別是他知道祖父在臨終之際，口中仍不斷喊著他的名字，在最後的一刻還惦念著父親；每每提到這件事，父親就心痛得無法言語、淚流滿面。

小時候，我第一次看見父親如此失態，很是震驚，但全家人包含母親在內，沒有人敢進去問一聲，總是母親、我、妹妹，三個人在客廳裡面面相覷，直到父親哭累了也醉了，才由母親扶上床休息。到我長大懂事之後，母親有時會問我需不需要進去跟父親聊幾句，我說妳讓他哭吧，哭一哭他心裡會比較舒坦。我那時已經懂得父親在除夕夜傷心的原因，他想家、想父親，他的思念無處宣洩，只能一哭解鄉愁。

雖然我也曾考慮到大陸那邊的醫療環境並不先進，尤其我們的家鄉是在福建省的一個小村鎮（古田縣），缺乏完善的醫療照護。但是我並沒阻止他，因為我知道，回鄉探親是他最大的心願，雖然提早退休會犧牲許多福利，但那些相較起來都變得不重要了。

後來的幾年，父親都在大陸度過，從整修祖墳到重建家族祠堂，即使這花掉了他大部分的積蓄，全家人也都支持他想做的事情，因為我們知道他這麼做是想彌補一生的缺憾。

直到有一回，父親跟同鄉上武夷山，不小心跌倒摔斷腿，在大陸開刀後，情況一直沒有好轉，才輾轉回到台灣來治療。

父親這一摔，把所有問題都摔了出來。當他摔倒時，旁人都認為他是不小心跌倒然後把腿摔斷了，就連他自己也這麼想。其實不然，回台經醫生診療後才發現，父親的腳已經出現病理性骨折的狀況了，判斷是腿先斷了之後才會摔倒的。這麼危急的情況，福州大醫院的處置方式，居然只是用鐵絲將腿骨綁一綁而已，真令人覺得不可思議。

從醫師變成病人家屬

回到台灣後重新開刀，父親終於又可以下床走路了，但我卻沒辦法鬆一口氣，因為在診療過程中，也發現父親的腫瘤細胞形態惡化，由低度惡性轉成高度惡性，必須開始做積極性的治療才行。

我問父親：「到台北三總好不好?這樣我才能就近照顧你。」

「我不要去台北，我住不習慣啦。」他斷然拒絕我的提議，絲毫沒得商量。乍聽之下，父親是不想離開他熟悉的地方，但我知道，他是怕因此加重我身上的擔子，於是他選擇不要來麻煩我。

父親接受治療的開始，也是我身分轉換的起端。我從醫病關係的權威端移到弱勢的彼端，從醫師身分變為病人家屬，一場角色對調，對我的醫療生涯帶來了另一場震撼教育。就醫的不便性、某些醫師的態度與價值觀，都跟我深信不疑的理念與認知有著極大差距，一個個問題一一出現在我眼前，宛若一場「醫界現形記」。

當妹妹與妹婿兩人趕赴福州醫院，將父親接回台之後，他依舊不良於行。我們趕緊找了在老家鳳山國軍高雄總醫院的骨科主任來為父親看診。當時台灣對於骨折的治療方式已經是以鋼板、鋼釘固定了，但福州的醫療環境還是很落後，沒有好的醫學材料，只是用鐵絲綁綁而已。主任一看見纏綁父親骨折部位的方式，搖頭說最好再重新開一次刀。

以「住台北不習慣」為由，不願加重孩子負擔的父親，婉拒了我勸他北上就醫的建議，我只好開始在高雄的各院所找尋醫療設備較好的腫瘤科醫院，安排後續的治療，最後選擇了高雄榮民總醫院。

腿部開刀後，由病理切片檢查出，父親的淋巴癌已經有一小部分轉變成高度惡性的腫瘤。我和榮總的醫生商量過後，讓父親接受了六個療程的化療，之後又做了幾次放射治療。父親因為化療，有一段時期頭髮都掉光了，他雖然沒有特別說什麼，但我們看得出來，對於治療，他付出了極大的忍耐。經過了一段辛苦的治療期，病情也稍微改善了一些。

這段期間，我在三軍總醫院從住院醫師成為主治醫師，之後輾轉又來到台中大里的仁愛醫院擔任腫瘤治療科主任，每天過著陀螺般忙碌的生活。但只要一有空，我就會陪父親到榮總看醫生。

雖然因為治療而改善了腫瘤的狀況，但父親的行動仍舊不便，還是得仰賴輪椅。每當輪到父親門診日，我就得提前提出休診、放下手邊的工作，招計程車趕到台中的水湳機場搭小飛機。時間允許的話，就搭長途巴士，千里迢迢趕到高雄陪父親接受診療，再趕回台中繼續看診。

小飛機搖晃得兇，機身總是很不平穩，但比起自己的安危，我更擔心的是：到了門診，是不是還要排很久的隊，才能輪到父親看診？心中的急切讓我百感交集。

我與父親的主治醫生，雖然談不上是至交，但也算是一個醫療系統出身的同門，按理說應該會交換電話以便聯絡。知道我也在其他院所從事醫療服務，站在同為醫師的立場，是否偶爾亦能體諒一下看診時間的急迫呢？

坐在候診室裡，看著號碼燈一個轉過一個，等了數小時後終於輪到我們，但是進入診間，看個報告講沒兩三句，就出來了。這一來一往，往往花上我一整天的時間。

一直到母親某天拿著禮品送到辦公室後，這樣的情況有了改善，他們每天都會打電話到病房主動關心，開始殷勤以對。收禮的文化在醫界雖非偶聞，只是當自己身處此情此景，更覺悵然唏噓。

收紅包，怎麼可能？

穩定地過了一個冬季，有一天父親打電話告訴我：「我的腳沒力氣了。」依經驗判斷，我知道最擔心的事情終於還是發生了。這也是在化療控制一年後，父親的大量掉髮終於回復原貌的時候。

「那一定是壓迫到脊椎了！」我告訴他，並請媽媽與妹妹趕緊送他到榮總急診室。父親從我的語氣中聽出病況的嚴重性，壓抑住自己的情緒淡然地跟我說：「你忙你的，不用趕回來沒關係，媽媽跟妹妹會幫我處理的。」

結果，當天他被放置在急診室裡，整整等了四十八個小時，什麼都沒做！**脊椎壓迫是標準的急診刀，若是錯過黃金時刻，即使動完刀了也沒有任何意義。**

四十八個小時簡直是開玩笑！我又氣又急地趕到高雄，照理說壓迫到脊椎就應該緊急開急診刀了，但是竟然連排個緊急核磁共振就等了一天多。

到了急診室，父親已經因身體不適而開始大發脾氣。我大聲呼喊著……如果再不馬上動刀，他的脊椎就要被壓壞了啊！

當我一聽說手術的醫生是一個小我幾期、國防醫學院神經外科畢業的學弟，馬上陪著媽媽到診療室找他。但不知為何，他踟躕著，說要開卻又不馬上做開刀準備，只是一直耗著。我整顆心懸浮在半空，尤其是母親，她看起來整個人都慌了。

「再耗下去，一定會癱瘓的！」我告訴爸媽，「不然算了，我們立即回台中開刀。」我打電話回大里仁愛醫院，當時的神經外科主任陳建良一口答應幫忙。我馬上步出病房要找救護車，父親在身後喊我：「太遠了，不要麻煩。」

看見父親因病痛而扭曲的表情，母親咬咬牙，心一沉就往外頭跑去。我追了上去，問她：「妳上哪兒去？」母親簡短地說：「我去送紅包！」

我的心涼了一半，一年前那不好的記憶又回到我腦海中。我在母親身後追著，阻止她，「他不可能收啦！他怎麼可能收妳紅包！至少我們有同門之誼，怎麼可能……」

母親停下腳步，轉過頭看著我，丟下一句：「別再說了！」那雙哀戚的眼眸，直至今日都還深深烙印在我的腦海中，閉目可見。

從會議室裡走出來，母親說：「好了，爸爸可以動刀了。」

看著母親消失在走廊盡頭的背影，我停住腳步，雙腳彷彿被釘牢在冰冷的大理石地板上，再多走一步就會摔碎似的。

身為人子、身為一位醫療人員，這樣的始末讓我感到暈眩。是開心還是憤怒，剎那間已經分不清楚了，只知道我的心裡反覆著一句話：「絕對不要這樣對待我的病患！我絕對不要這樣對待我的病患！」

親身衝擊，是改變的原點

開完刀之後，父親還在醫院裡療養。每次等待查房，問護士小姐「醫生什麼時候會來？」卻總是得到「不知道！他有空就會過來！」的回答。

當身分變成病人的家屬，我才了解到病人的弱勢，他們在就醫時遭受的不便與忍氣吞聲實在太多，我們是不是應該更重視病人的權利呢？

這件事情對我的衝擊真是太大了。

我與那位醫師已有同門之誼尚且如此，更何況是那些求助無門的病患及家屬們，心情會有多麼焦急。在那一段期間裡，因害怕等不到他，或是他一大早來查房就離開，我甚至還曾窩在父親病床旁的椅子上打盹，直到天亮。

無論對病患本身或家屬來說，這種望眼欲穿、卻束手無策只能等待的滋味，不是一般人能夠想像的，這種煎熬我太了解了，因此，這也影響了我後來的做法。從那天開始，對於我的病患及家屬，我一定會清楚告訴他們下一個查房的時間，而時間一到，我一定就會出現在病房裡。

腫瘤治療是一項長期抗戰，我考慮到**很多病患家屬總是為了等醫生巡房、想了解病人的狀況，而請假或等上一整天，非常的不便。**於是我將自己的巡房時間全面調整到上午七點半到八點左右，讓家屬和我有時間可以溝通，還能隨即去上班，不會影響正常作息。病人家屬為了親人經常請假，在景氣不好的時候是很容易失業的！（現在，大里仁愛醫院的每個病房都有公告主治醫師的查房時間，以便利家屬。）

另外，我也讓病人隨時可以找得到我，留給護理人員的手機從未關機，也從未換過號碼。在最緊急的時候，只要他們聯絡護理人員，一定就能找得到我，不用擔心有特別狀況，卻因找不到醫師而錯過救命時間。絕不讓家屬只為了和醫生多說幾句話，就得花上好幾個小時等待。

父親最後的那一段時間，已經無法忍受病痛的煎熬，開始使用嗎啡止痛。慢慢地，他的身體狀況愈來愈差，身體也因此愈來愈腫，一餐都吃不上兩口，到最後連食慾都沒了。他還得使用很多白蛋白來紓解全身的水腫，但因為價格不菲，母親問我需不需要打？不過，這卻是我能為父親做的、僅剩不多的事情。

臨走前我問他：「你要不要通知大陸的家人？」我知道他心裡一定還牽掛著在大陸的兄弟們，還惦念著未修繕完成的家族祠堂、未完善的鄉里生活。

父親的嘴角淡淡地浮起一抹微笑說：「不用了。因為我該給他們的，都留在那裡了，我想也算是對得起祖先了。」

從他發病到離開，只有十一年，走的時候還不到七十歲。他這一生都在異鄉漂泊，不過最後那幾年也如願回了好幾趟家鄉，而且每次一待就是好幾個月，相信他心靈上也很滿足了。

我知道在他心裡，我是他最大的驕傲。即使在他發病到去世的這些年，他也藉由很多不同的面向，來教導我成為一個堂堂正正、有傲骨精神的人。當別人都反對我堅持自己的信念、在我反世道而行的時候，他始終是第一個站出來支持我的人。

父親是我生命中的貴人。

陪伴父親抗癌的這一段過程，所帶給我的啟發與衝擊，讓我立志成為「站在生命的原點看待醫療的人」。

第二章
知的權利

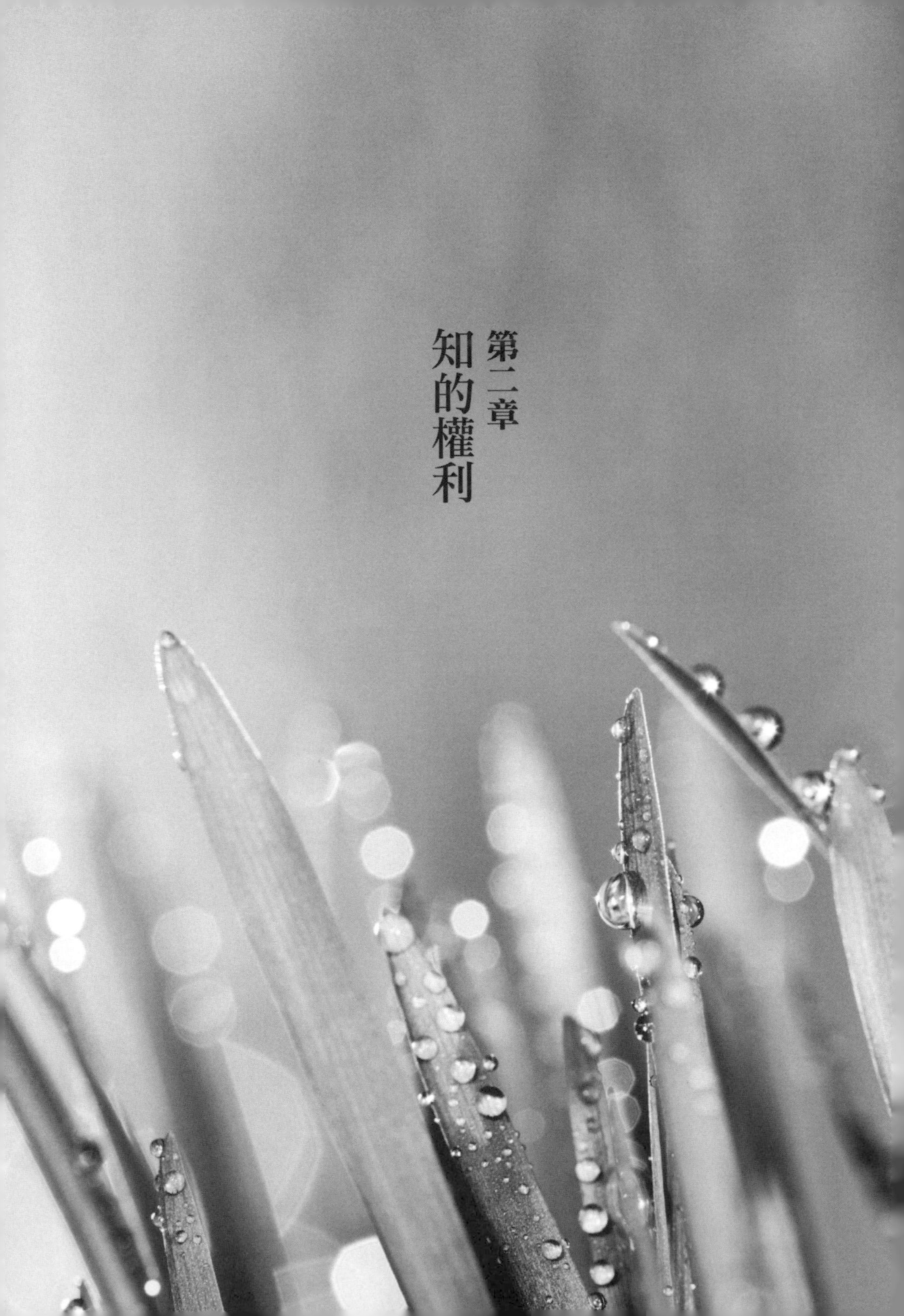

第二章　知的權利

你了解自己的病情嗎？你信任自己的醫師嗎？
每個病人，都絕對有「知」的權利。
詳盡地對病人說明，是身為醫生的基本義務；
婉轉而有技巧的宣告，更是一種必須拿捏的藝術。
相互信任的醫病關係，不但提高了治癒率，治療中斷率也較低。

你什麼都不知道嗎？

在醫病關係中，最重要的就是信任，一旦彼此建立好基礎後，病人便會願意主動伸出猶豫的手，讓你領著他跳一場優雅的圓舞曲。

在門診時，有很多病患都是從其他醫學中心轉到我這邊診療的。

凱琳是一個患了乳癌的年輕女孩，面貌姣好，在描述自己患病前和發現病症的過程中，你可以發現她充滿自信、成就感十足，但對於自己的病症和未來，卻顯得十分不安。

我問她，之前治療的荷爾蒙接受器是陽性還是陰性？她說她不知道。自己的細胞型態如何呢？她也回答不出來。「那醫生有沒有告訴妳，妳的腋下淋巴腺感染狀況？」「沒有耶。」「那現在是第幾期？妳也不知道嗎？」她說她不知道。

初次見面，第一次對談的結果，就是發現凱琳對自己的病症狀況、治療方式與療程進度等，什麼都不知道；甚至於治療成功率有多少，她也不清楚。是她不願面對，抑或是醫師沒有讓病患了解？我在心中打了一個大大的問號！

「我只知道我好像打了小紅莓（Doxorubicin，乳癌最常用的抗癌藥物，副作用有落髮、心臟毒性、嘔吐等。）」凱琳怯生生說出口。

問診過程中，在她什麼都不知道的情況下，凱琳看起來相當緊張，彷彿我的問題讓她如坐針氈似的，對於自己的病情也變得十分神經質。

其實，來到腫瘤科的患者，每個人身上背的都是真正的重症，生死攸關，但她卻什麼都不知道。難道她一點都不關心自己的身體嗎？其實，並不是這樣。

「我問了醫師，我的病情和病況到底怎麼樣？但，醫師就是一副很忙的樣子。只告訴我：『妳相信我，我這樣做對妳是最好的，妳完全交給我就對了。如果妳要繼續再問，就請妳去找別人……』之後，我就只能乖乖地接受治療。」從她十分無奈的表情中，我看到病患的無助。

我非常不贊同這種醫療互動。**「讓病人知道。」在醫療過程中，這是一件何等重要的事情啊！**

但是，有很多醫生卻在無意間輕忽了這一點。舉例來說，即便是一般疾病，醫師如果沒有清楚地告訴病人他所患的病症和病名，或告訴病人他所得到的是不知名的病，病人通常會因此陷入恐慌，衍生出對周遭不信任、情緒緊張、焦慮、不安等疾病以外的附加症狀。

在醫病關係中，病人及家屬原本就屬於弱勢的一方，因為大多數的病人，對於一些複雜的病因、艱難的病理名詞以及專業的醫療方式並不是那麼了解；尤其癌症又有別於其他一般的疾病，它是一種需要長期抗戰的疾病。**在抗癌的過程中，醫師、護理人員與病人，必須是整個醫療團隊的合作，並肩作戰是非常重要的。而詳盡地對病**

人說明，是身為醫生的基本義務。

你要讓病人知道：

- **現在他身處何種狀況？**
- **你現在在幫他做什麼？**
- **你為什麼要這麼做？**
- **不治療會有什麼後果？**
- **他要怎麼去配合你的診療？**
- **你幫他做的這件事，會讓他在改善病況上得到什麼好處？由哪些檢查追蹤可去了解治療的成效？**

別認為病人都不懂

就我所知，有些醫生不喜歡詳盡說明，也不喜歡用影像來解釋病情。很多醫生都覺得，如果每個病人都要這樣清楚解釋，不僅會花去太多時間，也會覺得「講了病人也未必會懂！」有何意義呢？

關於這點，我一直覺得不能算是個理由。**病人怎麼會聽不懂呢？只要站在對方的立場想一想，用對方所能理解的語言說明，他不就會懂了嗎？**

其實，醫生們不喜歡說明清楚的背後，也隱藏了一個理由：因為他們害怕會帶給自己麻煩。醫生大多都是忙碌的，若在患者與家屬面前過於透明，他將犯不得一次錯誤，同時有可能為自己帶來一大堆麻煩。

但我們不妨試著轉換念頭，將它當作一個很好的鬧鈴，時時警惕自己重視每一個生命、每一個醫療的步驟，這會使醫療本身變得更細緻，從頭到尾都有完整的邏輯。

信志是阿勇伯的大兒子，二十出頭，還在國立大學就讀，每次阿勇伯來醫院看診，信志都一定跟在旁邊。阿勇伯患了肺癌，我記得第一次跟他和信志說明病情時，我拿著X光片給他們看，一步步地教他們怎麼看懂這些掃描影像，並解釋現在腫瘤的所在和心臟、血管的位置，黑色代表空氣，白色代表……等情形。

當我一面說明的同時，信志也認真地抄起筆記，將我說的仔細寫在他小小的筆記本裡。下次就診的時候，信志拿他的筆記本給我看，除了記下我所說的病症，他還上網去查詢資料，讓他對爸爸的病況有更多的了解。當我告訴他們治療的療程安排時，他們也不像上次那麼不安了，信志自己也會提出一些治療的想法，並催促阿勇伯要準時接受治療。

所以，真的別認為病人都不懂，你如果沒說，他們怎麼會懂呢？

讓病人知道醫生在做什麼

由於我們身處網路及資訊進步的時代，詳細的解說，可以減少病患或家屬在輕易取得的資訊中做錯誤的連結與解讀，甚至造成不必要的誤會。畢竟不是專業的醫療人員，不了解醫學上的原理與邏輯，任意將得到的資訊東拼西湊，容易犯邏輯上套用的錯誤，而影響了良好的醫病關係，造成不必要的醫療糾紛。

在病情的說明過程中、或是追蹤病人病況時，我一定要求自己教會病患和家屬看懂X光片及其他影像掃描，例如肺、心臟、肝等器官、血管的位置、影像中顯現黑色代表空氣進入、發生問題的腫瘤長在哪個地方、大約有多大有多少等等。大部分的病人都願意去了解，即使本人不想，家屬一定也很關心。

這樣的好處在於，每次要向病人說明時，就可以再次確認自己沒有漏看。就算事前可能沒時間看影像，但在向患者家屬說明的當下，就可以再確認一次。如果有疑義，也能馬上與放射科醫師討論，盡量不要把問題留到下一次。所以在很多時候，反而不會因為個人的不注意而造成多餘的治療。

因為我們給每個病人的治療邏輯只有一套，也是那「量身打造」的唯一一套，若一下說可以治、一下又說不能治，病人對醫療團隊失去信任，那就一切都完了。我常說：「**治療一旦沒有效果，剩下的就只有副作用而已。**」我們怎麼忍心讓病人吃苦去做無謂的治療呢？

當我將整套量身訂做的治療規劃告訴患者及家屬，並確認他們明白以後，我就更能確定這樣的治療方針。**治療本身應是量身打造的，也是動態的，但必須遵守治療的邏輯。**

一旦患者及家屬懂得怎麼看X光片之後，你會發現他們對於病情的變化更積極了，醫生也就必須警惕自己不能疏忽、不能亂說話，因為他們已經懂了，你會提醒自己要更小心，不能欺騙對方也不能欺騙自己。

這是我從事醫療工作一開始就一直堅持的事情。**第一、提醒我不會漏看報告；第二、使我更能掌握治療的節奏；第三、我會提早知道這套療程對這位患者是否有效；第四、會使我更嚴謹要求自己，評估這整套治療的精準度是不是有達到一定的標準。**我一再提到「邏輯」二字，因為有原則、有節奏、有邏輯，你才會知道自己在對病人做什麼。

提供專業建議

當然，並非大多數的醫生都吝於說明。有一些醫生會慷慨地提供病患很多資訊，他將各式各樣的療程告訴患者，像賣雜貨般的方式賣大樓。

「這些療程都很好，也很適合你喔。來，告訴我你要哪一個？」每一間都很好，但是每一間都很難決定。

加上現在有很多患者，會主動由很多地方蒐集相關的資訊，為了避免原本就一知半解的東西，再被更多的資料所混淆，這個時候就需要醫生專業的協助。除了提供資訊，醫師也要細心為病患分析、給予建議，規劃一個完整的治療方案，並告知病患和家屬，首先要採取的是怎樣的治療步驟，如果這個治療方式做了卻不見效果，那接下來可以怎麼做？做哪一個？是否有替代方案？

醫生要用他所懂得的方式，將一整套的治療計畫有系統性地告訴病患及家屬，甚至將過程中所使用的藥物，或治療過程中可能會產生的副作用，都一五一十讓病患和家屬知道。如果對方提出疑問就必須詳盡說明，消除他們從外接收的錯誤資訊，或是因片面性消息而感到的慌張，讓病患可以全然安心地接受治療。

病患與家屬有共同參與這場聖戰的決心後，不但治癒率會提高，治療中斷率也較低。

有正確的資訊，就會有正確的決定。我們常看到病人錯失治療的良機，是因為得到錯誤的資訊，導致最終為時已晚的定局。

告知的界線

在國外，病人有知道自己病情的第一優先權，沒有事先說明或是未經本人同意就做臨床醫療，在醫療上是不被允許的。但在台灣，因為國情不同，很多時候直接告知本人，通常會帶給他太大的衝擊。以至於醫師不一定要直接告訴病人，但一定要向家屬說明病情，我想或許有些醫師並不同意我的看法。

癌症醫療中，特別是一些治癒率極低的癌症，有經驗的醫師不見得會在第一次見面的情況下，就直接、肯定地告知病患。較有經驗的腫瘤科醫生，會知道如何告知新來的病患多少訊息。這是說話的技巧，因為有些患者或家屬很淡漠，但有些則很神經質。

曾經發生過這樣的事情。

得到肺腺癌的患者，在病理學上有百分之八十的機率會出現腦轉移，就跟舞蹈家羅曼菲一樣。

某天，有一位罹患了肺腺癌的男病患，當醫生要跟他談治療方式的時候，他說：「怎麼樣治療先不提，醫生，我只想請問您一句，治癒率有多高？」

年輕的醫生被突如其來的問題嚇了一跳，因為眼前這位留美教授的病症已經到了後期，該怎麼樣開口才好？醫師環視了一下四周。

對方又開口說：「醫生您不用擔心，我是個教授，是受過高等教育的人。放心好了，我很開明、很開通的，您就明說吧，我可以接受這個事實的。」

年輕的醫生望著站在他身後的家屬，家屬眼中充滿悲傷的神色，無言地點了點頭。醫師心想，這病症治癒率這麼低，令人難以啟齒，但身為醫生又不能說謊，只好硬著頭皮告訴他：「嗯，依據疾病史來說，這個病治癒率極低……」

當下，那位教授臉色鐵青，沉默了，整個診療室鴉雀無聲。

年輕的醫生沒有經驗，感到十分悵然，訥訥地問他：「那，接下來我們將為您安排一連串的治療。治療方式還有……」

「不必了，謝謝您。請讓我回去想想好了。」

醫生跟他約了翌日上午回診。到了第二天早上，他卻沒來。醫生不放心，打電話到教授家裡，他的家人說他昨晚已經走了。

昨夜離開醫院回家後，他一語不發地與家人吃晚餐。家人知道他心裡不好受，也沒有多說什麼。期間，他突然站起來說要去上廁所，去了很久都沒有出來，敲門也沒有回應。家人覺得有異，撬開廁所門才發現，他竟然在裡面上吊了。令人難過的是，他是用自己的皮帶掛在蓮蓬頭的架上走的。想也知道蓮蓬頭才多高，只要站起來隨時都可以後悔的！而他卻屈著腳、跪在那裡怎麼也不鬆綁，由此可知他死意有多堅決！

有鑑於年輕醫生的經驗，此後對於「宣告」這件事情，我採取較為保留的態度。因為同樣的一件事可以有另一種說法。癌症治療本身就是一個過程，「會不會好？」這件事情，其實反映出一個人看事情的角度。我們該用什麼樣的角度來看這件事？醫生又該用什麼樣的方式對病人解釋這件事？即使最後病人不會好，但存活三個月與存活三年之間，是否有差異？它的價值又在哪裡？三個月與三年之間這段「過程」的品質，是必須被討論與被尊重的，這又與安寧治療的概念相關。

教授的事件也讓我得到一個結論，那就是**醫療必須建立在彼此信賴的基礎上。**醫師因為相信初次見面的病人口頭上的承諾，卻忽略了彼此之間還未建立深厚的信賴關係。從病人的角度來看亦同。我能相信醫生到什麼樣的程度呢？信任對醫病關係來說，真的太重要了。

技巧性地說明病情

當我們為病患做輔助性的放射治療或化療時，會有幾個必須考慮的關鍵因素，那就是「病人的年紀與病人的身體狀況」、「疾病本身的狀況」，以及「目前比較有效的治療是什麼」這三大因素；而其中最重要的就是「疾病本身的狀況」。

例如疾病的期別（包括原發腫瘤的大小、是否有淋巴腺感染的狀況、腫瘤本身的分化等等），確認這些臨床的狀況以後，才去分析它之後出現轉移或復發的風險有多少，這也就是一種風險評估。

以復發率為百分之二十到二十五為例，如果做完輔助性的治療，病人的復發率會降到百分之十以下，那我們就得到百分之十五的好處。也就是說，有一定的風險才去做輔助性的治療，再從其中得到勝算。此外，也必須考量萬一發生風險，挽救的機會有多少？如果發生風險後挽救的機率很低，那就應該積極一些。這是一個相對值而非絕對值的問題，醫療計畫就是對患者治療風險的忍受與承擔的分析結果（或評估報告）。

而在病情告知上，也有很多需要細心留意的順序及技巧。首先，我們**要讓病患知道癌症治療的結果是「不能打包票的！」**

很多時候，疾病往往在數個月或數年後才會復發，這表示在做完手術或其他治療之後，仍有殘餘的癌細胞在身上，只是目前最先進的儀器不易偵測到，經過一段時間的分裂與生長後，就會造成臨床的復發現象。

至於復發的快慢，也要依疾病而定。例如某位病患殘留在身上未被偵測出、還存活的細胞有一百個，但是它們分裂得很快，所以短短幾個月，就可以成為偵測得到的細胞數或大小。而另一個人的疾病細胞分裂得很慢，即便有殘餘的細胞，達到同樣的細胞數或大小，被診斷發現的時間就會比較長。

相對於乳癌來說，肺癌在時間上就比較短，這當然跟它的分化有關，也就是疾病的惡性度。醫生綜合以上的判斷後，評估日後出現問題的機會有多少。手術後的化療跟電療，就是為了消滅它們可能繼續存在而日後出現問題的懷疑，降低這些病的復發率跟轉移。乳癌的癌細胞通常分裂得比較慢，所以建議追蹤十年以上。無論如何，早期診斷或偵測癌症的復發或轉移，在醫學上是非常重要且值得期待的。

這也是我一直強調的：**我們必須準確去了解病患疾病本身的狀況，評估它的比率或機會，然後為患者量身訂做一個最佳的醫療選擇，也就是「治療計畫」。**

有許多病患，在情緒上不是太過絕望、就是對醫療有過度的期待。**身為腫瘤科醫師，有義務平復病患極端的情緒，先讓他們了解癌症的發作歷程，再告知在診療的**

評估下，將對病患採用的治療方式。

其實病人怎麼會不知道呢？從治療開始，我就讓他一起看自己的檢查報告，電腦上的數據是不會騙人的。有時我甚至會建議病人到別的院所診療，看看自己的檢查報告數據是否正確。當他親眼見到影像腫瘤的部分愈來愈小、數值愈來愈低，便又會燃起一片希望，醫療的配合度也會愈來愈高。

有一些病患會直接問我：「院長……您看我這樣，大概什麼時候會走？」我總會告訴他：「我自己什麼時候走我都不知道了，我怎麼會知道你什麼時候走？」病人就很開心、笑咪咪地回家去。是啊，我們又有什麼權力宣布他的生命終點呢？

由此可見，病人想知道的這件事，對他來說是多大的壓力與負擔。即便病人可以自行判斷，我們也應該思考，他是否真的需要知道？

第三章

對病患與家屬的同理心

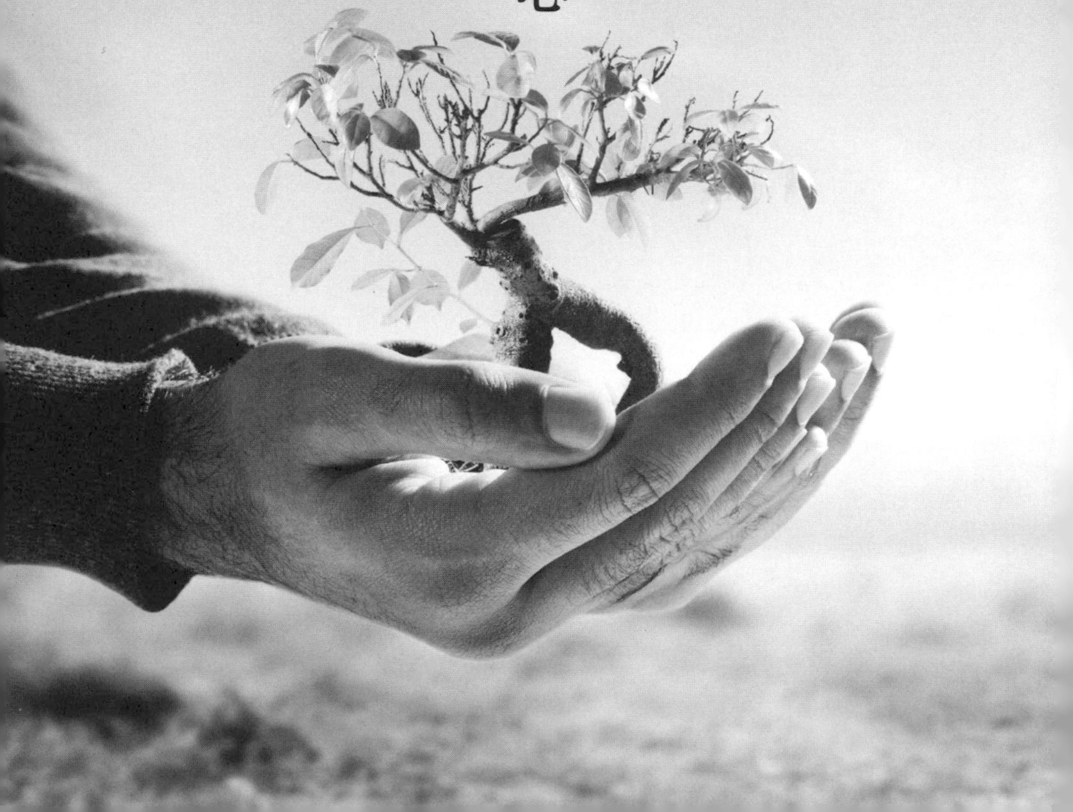

第三章　對病患與家屬的同理心

身為醫生，不只應該負擔起基本的醫療，還有更深層一點的責任。
我認為一位好醫師，要能給病人身、心、靈的全面照護。
而一個好的醫療行為，必須提供病人就醫的便利性，
以及保有永遠站在病人家屬立場的同理心。

醫療最基本的事

現在已有許多醫院，在醫師的養成過程中，漸漸地正視到道德倫理以及患者的權利義務這部分。其實，這本來就是醫療院所應該做的，也是醫療服務的重點項目。**「病人的健康與權益」，就是醫院的核心價值。**除此之外，病患的自覺性與要求日漸增加，也是一個很重要的因素。

我經常對我的醫療團隊說，既然我們已經選擇這個行業，就該保有一顆時常將自己與患者立場對調的心。如果自己是病人，會希望醫療團隊給你什麼樣的照顧？沒有人願意任人宰割，不被聞問。萬一出現錯誤，就會造成不可挽回的後果，因為生命無價，所以身為醫療人員，更要懂得這一點。

「醫者，仁者心。」這是道德層面的事情。**懂得「尊重生命，尊重病人的感受」，就是身為醫療人員最基本的事。**

信任，是安心舒眠劑

腫瘤科裡的患者們，都是手捧著自己的命交給醫生，所以醫生跟病人間的信任度是非常重要的一件事情，不能等閒視之。

有一次，護士小姐告訴我，九樓病房的謝先生已經三天三夜都沒有闔上眼休息了。停下筆，我腦中浮現他那張蒼白虛弱、卻掛著剛毅嘴角的臉。

謝先生最初到院治療的是晚期大腸直腸癌。之後出現了腹腔轉移、肝轉移，後期病況日益嚴重，入院手術治療後，就一直留置在九樓的VIP病房做輔助治療，但對化學治療的反應並不理想。

巡房時，聽負責的護士小姐說，謝先生這些天都沒什麼胃口，情緒焦慮、非常不安。我算了算，他進入九樓病房至今也有一段時間了。

這是十多年前的事了，當時化療的藥物不像現在這麼多，做完化療之後，他的食慾和體力愈來愈差，原本就不強壯的身體更加瘦骨嶙峋。

他個性內斂，沉默寡言，每次查房時我都會問他：「今天怎麼樣？」他只說：「嗯。還好！」

獨自躺在病床上的他，感受到藥物一點一滴在體內循環。幾次經過病房順便探頭看他，大多數都是神情茫然、眼神空洞的樣子；有時候則疑神疑鬼、坐立不安的，對家人說他懷疑自己就要走了。

我每天都去看他，卻不知道他失眠的問題已經這麼嚴重！某天病房裡面剛好只有他，我如往常般走到病床旁問：「今天怎麼樣？」因為不是巡房的時間，他嚇了一跳，恢復鎮定勉強笑了笑說：「嗯嗯，謝謝。」

我故作輕鬆地打開話題：「護士小姐說，你每天都向她要安眠藥。怎麼了嗎？睡不著嗎？我不是都有交代，你好好吃飯、好好睡覺才會快點好嗎？」

他看了看四周，確認房裡沒有人在，壓低聲音、語帶痛楚地告訴我：「院長，其實我很怕啊！心裡真的好怕，怕我閉上眼睡著後，就再也不會再睜開眼來。」—

死亡這件事，不管性別或年紀，誰遇見一樣都是恐懼的！

他說自己還沒能接受死亡這件事，只感覺自己的身體愈來愈虛弱，一聽見別人談到癌末的事情，就緊繃得像即將斷掉的弦。他精神上無法放鬆，只好壓抑自己，不讓自己睡著。在病症所造成的疲憊感和藥物循環作用而衍生的疼痛下，謝先生奮力抵抗著如潮般襲來的疼痛與倦意，害怕自己就這樣被黑暗吞噬。

我幫他檢測病狀，數據看起來一切正常。

將治療報告拿到眼前讓他親自確認一次，我笑了笑安慰他：「想太多了！依我看來，你的時間還沒到。但如果你沒有好的睡眠，怎麼有體力對抗癌症，早點出院呢？

「沒關係，你就放寬心在這邊好好治療吧！」我闔上報告，才講完話，一回頭只見他已經睡著輕輕地打起鼾了！

對於每一位病人的疑慮，我從未漠視或忽略，選擇仔細說明，讓病人和家屬都可以參與整個抗癌的作戰方式與進度。

直到現在，我知道他們都懂，而我也知道，因為他們對我的信任，我的話可以安定他們的心。

將心比心的經濟援助

癌症醫療的費用，是許多家庭最難為之處，因為除卻健保補助，有時癌症治療須自行負擔龐大的金額；加上目前的健保政策，對癌症患者的補助還有許多改善空間。再者，醫療方式與工具的進步，某方面也增加了病患的醫療費用。所以在不景氣的現在，一般收入的家庭幾乎無法負擔一位以上的罹癌病患，這種事情在腫瘤科屢見不鮮。

記得九二一大地震發生的那一年，我的門診來了一位年輕人，初步診斷，發現他體內有疑似癌細胞生長的腫瘤，需要做治療。他的反應剛開始是震驚，接著卻踟躕猶豫，遲遲不願辦理住院與檢查手續。

細問之下才知道，大地震帶走了他所有的親人，只剩他孤零零一個人。因為生活困苦，所以連保費都繳不起。他淡淡地苦笑著對護理人員說：「人生就是這樣子吧！天災後存活下來有什麼用？也不用醫治了吧！反正我也救不起自己。」光自費檢查就需要一萬多元，接下來還有一連串的治療費用，想也知道花費將多麼龐大。

我想到曾有一次，醫院門口發生了嚴重的車禍，受傷的女孩被推進來的時候，腦部需要馬上開刀。但經過身分確認，護理人員發現她沒有健保。

眼前的狀況十分緊急，刀是開或不開呢？勢必要開的呀！但是她連健保費都沒能力繳交了，還有能力負擔龐大的手術費用嗎？當然沒辦法。我一聽，二話不說就自掏腰包，讓她的家屬去繳清健保費，先恢復她的健保身分。錢還不還，那都是命救回來之後的問題了！在當時，我想的只有「她必須要有健保身分才行！」

所以，當醫護人員告知我年輕人的狀況，我第一個想到的也是必須先讓他恢復健保身分！因為，**如果他有了健保，至少他所得到的醫療照顧會跟其他人一樣，也會較為完善**。於是，我請人幫他查詢積累的健保費用，先借了他一筆錢將費用繳清，再請他辦理檢查手續。

在醫療現場，當病人碰到就醫上的困難時，我會先衡量事態的輕重緩急，給予必要的援助，這是我一直秉持的態度。幾年前，我**在醫院的慈善基金會下設立癌症關懷專戶，目的也是想幫助處於經濟弱勢的癌症患者。**

當年輕人拿到我給他的現金時，他的表情令我很難忘記，是疑惑、是不信又是感激，雙唇緊閉、泫然欲泣的模樣。很久之後，我仍經常想到這件事。如果我是他，一定也深感絕望吧！

當生命面臨猛烈的撞擊，我們會選擇挺起腰桿硬撞，或是彎個身柔軟地反彈呢？而**置身臨床、身為腫瘤科醫師的我們，若能適時地為患者扮演緩衝墊的角色，或許能讓原本即將打上句點的結尾，成為新一頁的開端**，不是嗎？所以，面對那些弱勢、無依的人，在我們的能力範圍之內，也應該將心比心地幫助他們。

想要活下來，卻礙於現實生活或金錢困境，而放棄醫療的癌症病人，有時候還會遇到某些不肖醫師，因利益上的考量，而被排擠於應得的醫療之外。愈鄉下的地方，這樣的情況愈多。也或許是能去醫學中心、大型醫院醫治的人，大部分經濟能力都比較好一點，所以他們比較少遇到這種問題吧。

多給病人一點點方便

有一對老夫婦，老先生得了攝護腺癌合併骨頭轉移，這種轉移狀況不治療的話，老先生將會癱瘓，而且不久後就會出現病理性骨折。

他們的子女都要上班，沒辦法載他們來做治療（姑息性的放射性治療要每天進行）。夫婦兩人年紀大，沒有錢搭計程車，不能騎車、也不會開車。剛好聽說仁愛醫院有免費的交通車，兩人相互扶持著，出門找搭車的地點。但很巧的是，他們住的地方與醫院免費交通車的乘車處差了一個路口；雖然只是一個路口，但老先生老太太的腳都不方便，走這一段路，對兩位年長者來說非常折騰。

知道這件事情之後，我就去麻煩總務課的課長，請交通車司機加一個停站點，在他們要來醫院的日子，一定要繞到路口等老夫婦兩人，並請司機確認他們兩人都上了車，才可以把車開回醫院。

我們給他固定的治療時間，在來回車程上，也要司機確認他們兩人是否上車。兩人很高興，為了顧慮交通車抵達其他乘車處的準時性，也怕司機先生空等，所以要看病之前，老先生都會打電話到醫院來說一聲：「我們今天要在那邊等唷！」而接送久了，司機先生在要開離醫院的十五分鐘前，也會打電話到我們腫瘤科，通知交通車要出發了，那時護理人員就趕緊帶著老夫婦上車。

定時巡房，體貼家屬的心情

腫瘤治療是一項長期抗戰，曾在醫院裡照顧過病人的人大概都有這種經驗。由於平常很難與醫師取得聯繫，**巡房就成為病人及家屬唯一可以與醫師見面的機會。**

經常有人問我，為什麼總是那麼早就去查房？為什麼規定主治醫師要將查房時間寫在牆上？為什麼要這麼麻煩，還要清楚告訴病患醫生們去查房的時間？

為什麼呢？猶記父親生病時，為了要等醫師來巡房，好跟他討論父親的病況，我一直守在病房不敢離開，生怕一離開剛好醫師就來了，錯過見面的機會。可是，經常等了一整天，結果醫師都沒出現！那種苦坐枯等、忐忑不安與焦急的心情，不是親身體驗過的人，是無法感同身受的。

除了心理上的因素之外，我也知道一般收入的家庭要負擔一位病患，經濟的壓力會有多沉重，所以，我不願意讓我的病人家屬為了等著和醫生談幾句話，就要特地請一天或半天的假。

我將自己的巡房時間全面調整到上午七點半、八點左右，如果早一點查房，與家屬談完後，他們還來得及去上班，這樣就能讓家屬在不耽誤工作的情況下，有時間和醫師溝通，又可以掌握至親的病情。早一點查房還有一個好處，就是病人家屬及病歷本一定都在，不會發生查房卻沒看到病人家屬與病歷的情況。

病人家屬為了親人經常性的請假，在景氣不好的時候是很容易失業的！因此我在醫院訂定了巡房的時間，自己也一定是時間到就出現，所以才有人戲稱我巡房的時間，和高鐵一樣不誤點。

還有，每當門診的診療到一個段落，我一定會走出診間，看看候診區的病人，凡是年紀較長或是遠地來的病人，我會優先讓他們看診。

雖然每回門診人數，預約加上現場掛號都有五、六十位，但有時候像這樣讓少數人插隊先看，卻幾乎沒有抗議的患者或家屬。或許是大家了解我的為人，都接受了我的方式吧！這就是將心比心。

陪伴父親抗癌的歷程讓我徹底領悟一件事，就是一個好的醫療行為，必須提供病人就醫的便利性，以及保有永遠站在病人家屬立場的同理心。

我經常覺得，在醫療過程中，如果醫生願意的話，可以給病人很多方便。不過就是這樣一點點的「方便」，當醫師的我們何樂而不為呢？

隨時保有以病人為重的同理心

學長的太太罹患腫瘤，輾轉由我看診治療。有一回，學長因為擔心妻子的身體，在半夜一連打了數通電話給我。一向堅毅剛強的硬漢，卻在電話那頭號啕大哭，不斷地說著心中可能要失去妻子的巨大恐懼，一通又一通無法自抑。那種傷心、沮喪、疑慮、絕望的情緒，如浪潮般一波波襲來，他說覺得自己就快要撐不下去。

身為腫瘤科醫師，我看過太多堅強的巨人在瞬間崩毀的情景，可是每次遇見，我仍感到內心深處隱隱作痛。

耐心、和善，傾聽、開導，這是每位醫護人員都必須具備的態度，除了一次又一次解釋說明，並安撫對方的情緒之外，**我認為最重要的，還是要隨時保有同理心。**身為一位醫護人員，必須隨時站在病人及家屬的立場設身處地思考，許多事也許做得「對」，但不表示做得「好」。

病人家屬在半夜急call醫師，醫師在第一通電話對家屬說明解釋完畢後，其實已經盡到了醫師的責任與義務，但如果不是理解家屬正面臨極大的恐懼與無助，才會在半夜找醫師，否則多數人未必願意犧牲自己的私人與睡眠時間，耐心提供協助。

我認為**一位好醫師，必須要提供病人身、心、靈的全面照護。**

當時父親生病，醫生沒有給我聯絡方式，他也沒有固定的地方，經常不在辦公室裡，每次想詢問父親的狀況或是要找醫師討論，都聯絡不到人，甚至得透過關係去問。這種現象到現在還是很普遍。

正因為體會過病人與家屬的無助與脆弱，從那時候起，我就要求自己提供病人一個又快又方便的聯繫管道。想什麼時候談都可以約，或是約定時間用電話聯繫也可以，只要不影響工作或其他病人的權益。我的觀念是，**醫療人員跟病人要有同樣的心思，也就是同理心，這樣對病人才公平。這就是現代強調的「以病人為中心」**，我經常以此提醒自己與我的團隊。

人在生病時都會感到害怕、不安，病人的家屬也一樣，因為擔心親人的病情，所以會著急、會恐懼，醫師一定要提供一個簡單的聯絡方式，讓他在危急或需要的時候可以尋求幫助；就算你沒辦法直接幫他，也應該提供協助管道，讓他知道可以找誰幫忙，不用為此跑了好幾科。現在很多醫院都對重要癌症進行「個案管理」與「整合醫療」，這方面應該會愈來愈好才對。

醫師的工作是十分忙碌的，但是再忙，也不該以此來當作拒絕病人的理由或藉口。這些本就屬於醫療服務的範圍內，每個醫師在選擇這個行業時，就要有這樣的認知。一位醫師是否盡責，病患心裡都是清楚的。

有一回，我在巡房的時候，聽見罹患肺癌的素美姐對另一位住院醫師說：「你們院長不是只對他的病人有耐心。有一次我回醫院追蹤，因為有個朋友剛在台北的醫院診斷出癌症，所以就順便請教院長。院長看到我帶來朋友的X光片，還很仔細地跟我說明了快一個小時，不會因為那不是他的病人就不理。」

當下我的心裡除了感到欣慰，更確定自己做的是正確的事情。

身為醫生，不只應該負擔起基本的醫療，還有更深層一點的責任。避免病人因為生病後受到經濟跟心理上的煎熬，避免他們承受身上病痛以外、不需要受到的苦處。

這些，都是我行醫以來一貫的理念。「同理心」不僅對病人如此，對家屬亦然。

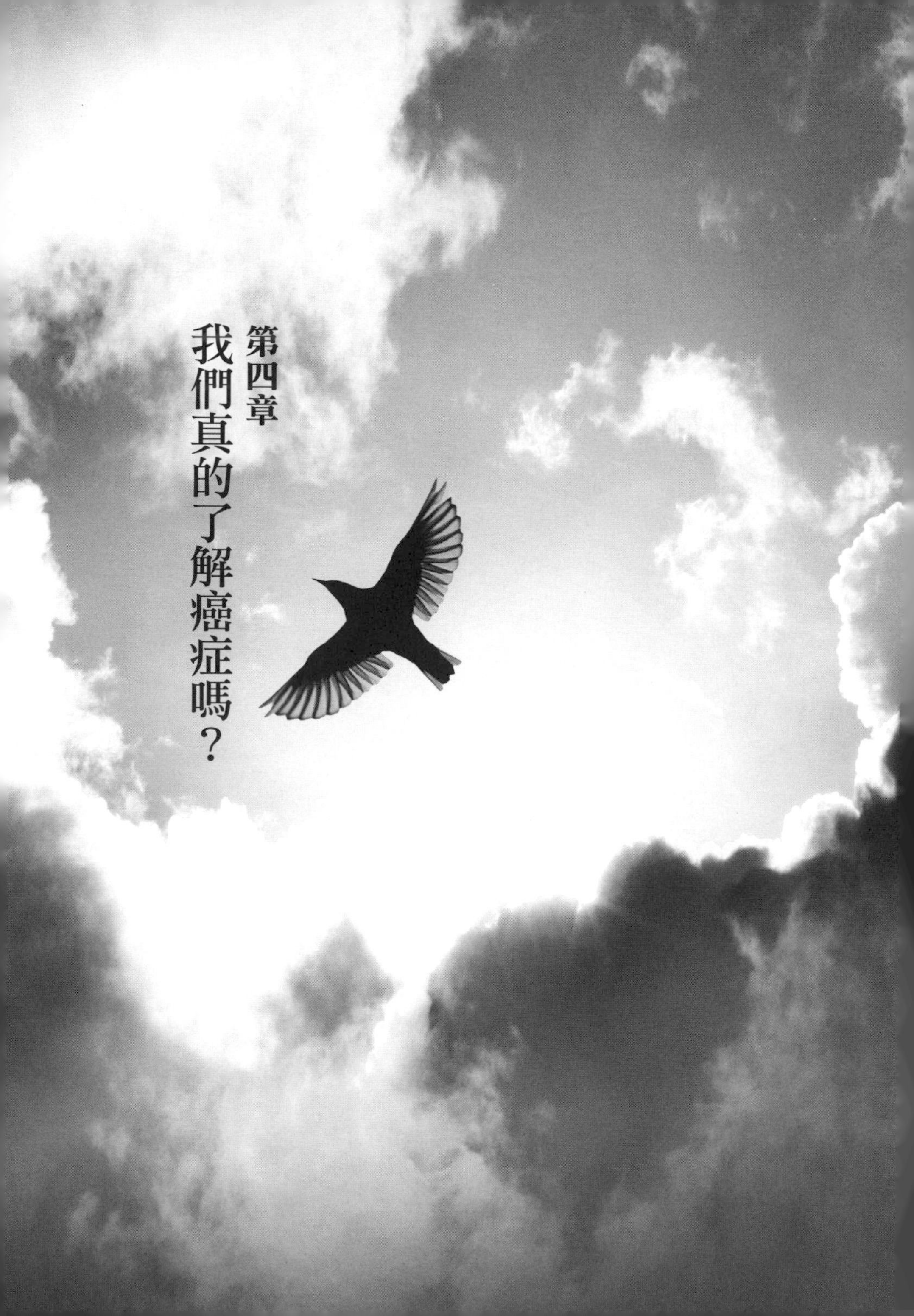

第四章 我們真的了解癌症嗎？

第四章　我們真的了解癌症嗎？

關於癌症，真的有太多無法探知的境界！
醫生所要做的，就是用最適合患者的療法，做最有效的治療；
積極一點，給病人一個「再試試看」的機會。
如果上帝給了我一把鑰匙，我為什麼不為幽閉的人們打開那扇窗呢？

宣判後的剩餘人生

陳爸爸第一次出現在我面前的時候，原本的攝護腺癌已經轉移至骨頭了。一開始他的症狀是腰痛，檢查報告出來後，發現他是由攝護腺癌轉移至骨盆骨。

陳爸爸的年紀大約六十五歲上下，住在雲林縣的鄉下地方，在家裡兄弟中排行老大，從小承負家庭的責任最多，打漁或是農耕的工作一定都少不了他。辛苦了大半輩子，到了終於可以放下生活重擔、享受含飴弄孫之樂的年紀，卻被宣告得了癌症。

在醫學上，男性的攝護腺腫瘤與女性的乳癌一樣，是一種與性別有關的疾病。對於合併骨轉移的攝護腺癌，從前的治療方式大多採取較保守的荷爾蒙治療，使用藥物或開刀將睪丸拿掉，原因是，荷爾蒙的濃度愈高，愈會刺激腫瘤的生長，拿掉睪丸就是抑制荷爾蒙繼續刺激腫瘤生長的方法。

現在已經有許多比以前更進步的治療方式，較為積極的治療方式如手術、化學治療及放射線治療，或是讓患者口服、注射荷爾蒙抑制劑。一般來說，這種疾病預後的情形大多是相當不錯的。不過一旦出現其他器官（肝、肺及骨）轉移的情形，在癌症分期上就已經是第四期，一般來講治癒率相對會比較低。

看到眼前X光片上的骨盆一片反白，即使不看病例，光憑影像判斷，就知道這狀況並不太樂觀。當我正思量著應該從哪邊切入，用什麼方法告訴他病況時，坐在面前一直低著頭的陳爸爸開口說話了。

「蘇醫師，其實出現骨頭轉移這件事，我早就知道了，醫生說我的狀況已經是末期了。」

確實如他所知，一般正常的腫瘤指數（PSA）應小於1，嚴格說來不能大於0.5，當然有些是例外的，年紀大一點的男性有時候會高一些。但是像陳爸爸一樣，出現嚴重的轉移狀況，指數很有可能突然間就飆高到上百。

從他的言談中，我雖然感覺他的情緒不是很穩定，暗忖如果他已經知道病狀，受到的衝擊應該會小一些，對於接下來要採取什麼樣的療程，應該也較容易理解。

「我的醫師告訴我說，什麼治療都不用做，回家把該交代、該處理的事情做一做就好了。」他嘶啞著喉嚨艱困地說。

聽到這裡，我忍不住皺起眉頭。正要開口，頓了一下的他繼續說：

「我問他，那我還有多少時間？他說大概不會超過半年。」抬起頭，陳爸爸略顯激動地望向我，「醫師，真的嗎？我真的只剩下半年嗎？我……我只不過是有一些腰痛而已。」

眼前這位皮膚黝黑、看來結實的男人，低下頭微微顫抖的雙肩，重疊上許多曾經也是每個家裡支柱的父執輩，為家人撐起天亦無懼的身影，今日卻如此卑微地蜷縮在未知的境域之下，被狠狠地宣判任何努力都是枉然。我感到心頭湧上憤怒與難過。

我並非質疑那位醫師的專業判斷，只是，過於武斷宣告所造成的後果，他是否曾認真想過？**被宣告只剩下幾個月生命的病患，回家後等待他們的，是什麼樣的剩餘人生？**

以陳爸爸的狀況來說，癌細胞的轉移一定是愈來愈快、愈厲害。荷爾蒙抑制劑等口服藥物，最終將變成止疼的嗎啡。之後如果出現脊椎壓迫性骨折，更嚴重甚至整個癌細胞跑到骨盆裡，造成骨盆的病理性骨折，他就開始不能走路了，生活品質會變得很差。從經驗來判斷，你可以想像最後幾個月，肯定是要長期臥床！

長期臥床的病人通常不是死於癌症，而是因敗血症或惡病質死亡。長期臥床會因肌力衰退，使胸部擴展受限，無法順暢呼吸或咳嗽，久了累積成肺炎；要不就是因壓迫性骨折造成下半身癱瘓，就要開始使用導尿管，可能導致尿道發炎，也很容易形成褥瘡。

就算陳爸爸還能有六個月的生命，但最後兩個月都必須躺在床上，他的生活品質、人生最後的尊嚴又將如何？

我看見他低頭微微拭淚，我拍拍他的肩膀告訴他：「請你安心，情況沒有這麼糟的，我們一起努力看看。」

第一個月的療程，我先為陳爸爸做放射線治療及化學藥物治療，在第二個月檢查時，就發現腫瘤指數馬上下降只剩一半。

在第一次就醫時，除了骨頭轉移之外，我發現骨盆腔的淋巴腺也有轉移的跡象。一旦出現這樣的現象，表示這是全身性的問題，所以我建議幫他做荷爾蒙與化療。因為**全身性的疾病，一定要使用全身性的治療方式，而手術與放射治療均屬於局部性的治療方式。**

大概很多人都覺得，做化療的過程很辛苦，也很難度過。其實並不全然如此，如果病患的不適感是由腫瘤造成的，當治療出現效果時，病人會覺得舒服，食慾與體重亦不降反升。

就這樣，一項一項的治療與追蹤，陳爸爸開始感覺腰漸漸不疼了，連食慾也變好許多。在治療期間，他看到骨盆上原本白成一片的影像，已經明顯退掉一半；報告上自己的腫瘤指數也一直快速的下降。雖然不是很了解醫療上複雜的專有名詞，但陳爸爸知道治療是有效的。於是，我大概替他做了半年的治療。

出院的那一天，他來到我的跟前，緊緊地握住我的手，說：「蘇醫師，你是我的救命恩人，真的謝謝你！這真的是奇蹟！」我告訴他：「不是我的醫術好，而是你的運氣好。」他搖搖頭，感激地對我深深鞠了個九十度的躬，好久才轉身離去。

現在回想起來，已經是三年多前的事情了。截至目前，陳爸爸仍可以務農，且定時回診，一切都很正常。他知道我在寫書，也感到非常高興，因為我告訴他在書中會提到他的事。

抱著好好活下去的希望

看到陳爸爸挺直腰桿、精神抖擻的背影同時，也讓我憶起多年前，劉太太從中部一間院所轉到我診間的事情。

最初她是因壓迫性骨折而住院，在轉院前，醫師告訴她，因肉瘤骨轉移又加上淋巴腺轉移，已經沒有治癒的希望了，而且生命不會超過三個月。

輾轉換了幾間院所，最後她到我這邊接受治療。從一開始蒼白虛弱，直到病情受到控制，至今已經過了七、八年，期間都沒有再復發的狀況。

有一回為了申請保險給付，劉太太回到醫院來找我，希望我能開治療證明單給她。

我告訴她：「我沒辦法開保險治療證明給妳，因為手術是在原本的醫院做的。」我知道她不是很願意再見到那位醫師，但這也是沒辦法的事。從那邊拿證明回來，她的兒子一見到我，就笑著告訴我說，那天她走進那位醫師的診療室，醫生竟然嚇得馬上從椅子上跳起來，不可置信地說：「天啊！妳怎麼還在？」

類似的故事，在我的醫療生涯中時不時地出現。

曉菁，原本也是罹患乳癌在其他院所接受治療，不過治療完畢後，她並沒有再繼續追蹤病況。某天她突然發現雙腳不能自由移動，檢查出來才發現癌細胞已經移轉到脊椎骨，而且轉移了好幾節，同時壓到脊椎，造成下半身癱瘓。

她的醫師跟她說，骨轉移的話就沒辦法了。她已經不能走動，身上背著癌症，整天以淚洗面，之後經由病友的推薦轉到我這邊。後來，在病況好轉的狀態下，還參加了我們醫院所舉辦圓夢之旅的國外旅遊。

從原本癱瘓的狀態，到可以一點點跛著跟大家一起出國，她說這是生病以後不曾夢想過的事情。當初她到我這裡的時候，已經是很嚴重的狀態。我用了荷爾蒙治療、放射治療加上化療將她留下來，這十二年間從未有乳癌復發的情形。

曉菁在醫院期間，結識了許多一起對抗癌症的病友姊妹，大家除了彼此為對方加油打氣，也陸續成為我們腫瘤治療科的志工；曉菁還是我們科裡的十大志工之一。

直到有一天，她發現自己不以為意的感冒怎麼很久都還沒好，檢查後發現了第二個癌症，是肺癌。肺癌的癒後相對較差，她與肺癌奮戰了好久，但仍因此病逝。只是，誰也預料不到，她竟是因第二個癌症走的。

雖然曉菁還是離開了人世，但我們最後從她身上看見生命的價值。

勇志是攝護腺癌移轉至骨骼的患者，生病至今已經四年半了。現在的他是否痊癒了呢？我不能斷言。但是他的活動力很好，日子過得與生病之前沒兩樣，還是一樣正常生活、工作。從存活的角度或是病人的生活品質方面看來，兩樣都是好的。

我的病患，有好多位都曾被醫師無情地宣告放棄過。但我一直認為，**一個因為**

生病而失去生活品質的生命，是很無力且無意義的。所以，不輕言放棄——就是我在醫療工作上，所保有的最重要的信念！

時至今日，即便是擁有專門知識的醫師，對於癌症不能理解明白的部分還有好多。當病人徬徨無助地站在我們面前時，我們有什麼權力像個審判長般，高高舉起寫著限期的牌子，再重重地丟在患者的面前呢？

每個生命最後都會有終結的一天。但**腫瘤科醫師該做的事，絕不只是為病人「延長生命——活下來」這件事，**還要**協助病人保有原本的生活品質，這才是我心中腫瘤治療的核心價值。**

我深深地為這些跟著我一起戰鬥過來的病友感到驕傲，因為我沒有放棄，他們也不曾放棄自己。

闖過生命的層層關口

對我來說，治療就像帶著病患們在醫療戰場上過關斬將一樣。

比如說，我們治療病患、改善了他的病情，卻不代表已經殺死了他身上所有的癌細胞——這也是一般轉移後癌症的發展過程。也許隔了兩年，病患出現了其他器官的轉移，我們就繼續帶著他治療，然後有效了，他活下來了。闖過了這個關口，他又回到人生主場開始與自己的生活奮戰。隔了三四年，或許還需要你陪著他一起再次闖過生命的關口。

琪峰是我行醫生涯中，一個陸續出現過七個癌細胞轉移位置的病例。仔細想想，要是我在哪個地方放了手，他可能就這樣走了。怎麼可能撐這麼久？他的病歷好大一本，看起來就像一本闖關祕笈。

但這樣的病史，並沒有對他的日常生活帶來太大的影響。這幾年來，他並不是一直待在醫院，他一樣生活、一樣工作。從發病到今天，他仍保有自己的生活品質，每一天對琪峰來說，都別具意義。「不過**生病以後，生活上一定要有所改變，為了對抗疾病，自己的身體狀況一定要比平常人更注重。**」琪峰說。

這些年，跟著我連闖三關、四關的病友大有人在，大家在每個間隔中還是保有自己的生活。帶著兩三個癌症繼續快樂地上班，跟一般健康的人一樣，過著沒有太大差別的生活。只是，**千萬別輕忽治療後的追蹤，只要持續觀察就能掌握病情，為每一**

次闖關奠定基礎。

阿雄是這陣子常來找我看診的病人，你如果看到他，絕對無法相信他身上背著四個腫瘤。第一次發現腫瘤是在十五、六年前，他來找我的時候已經是不適合開刀的咽喉癌第三期了。若要開刀得將整個咽喉拿掉，從此再也不能說話。

一般人無法想像，不能說話對生活品質會有什麼影響。曾經有一個病人，醫生在術前並沒有跟他清楚溝通，開完刀後，他才發現自己再也無法說話，病是醫好了，但當天他就跳樓了。

因為他不識字，又不懂手語，從以前脾氣就不太好，在家裡都是大小聲吼人的個性。一夕之間，他失去了唯一與外界溝通的工具，想要對人說什麼卻又說不清楚，從前沒辦法寫、沒辦法讀，現在連講話都不行，等於所有生活功能全被剝奪了，如果只剩生命留著還有什麼意義？於是跳樓結束了寶貴的生命。

我記得第一次見到阿雄，是民國八十五年的事情，他的咽喉癌花費一段很長的治療期。復原之後，他只做固定的回診檢查。過了一年多，他又來找我。

「主任，我胃癌啊！」他說。

這回我幫他做了術後的放射治療與化療，控制住他的病情。

過了些年，他年紀愈來愈大，癌症沒有將他的身體弄壞，反倒是中風了。他在山上種橘子的時候突然中風。大概到了五年多前，檢查出來得了攝護腺癌，回來找我治療並追蹤。八個月前，回診時又發現得了直腸癌。

天性開朗的阿雄跑到我面前說：「院長啊，我又來報到了，你之前已經救了我三次，這回一定也沒問題！」

從前一般直腸癌都會考慮先開刀，很少人會直接做電療。只是他癌症的位置離肛門很近，一開刀就必須犧牲肛門。因為他已經中風，即使開刀後裝上人工肛門，光想就知道他的生活機能會有多糟。

我告訴直腸科主任，請他試著只將腫瘤拿掉，保守一點不要做破壞性的手術，保留肛門的功能。因為他前面三個癌症，阿雄只開了一次刀，另外兩個僅是做放射線治療，這表示他的體質很適合在發生腫瘤時使用此種治療方式，況且他現在中風且行動不便。

於是，我們在腫瘤附近先做局部切除，再將附近的淋巴腺處理交給放射治療。治療後，阿雄又生龍活虎了，而這樣的治療方式，無論是醫療效果或病患的生活品質都兼顧到了。

我經常會這麼覺得，生命真是有趣。照理講，他的癌症都不算是早期癌症，但是不動刀都可以將他治好，表示長在他身上的腫瘤細胞，在放射治療下很有效果。我們也常看到其他例子：身上有好幾個腫瘤的患者，同時做化療與放射性治療，其中放射性治療有效，但化療就不是很有效果。

醫師所要做的就是，用最適合患者的療法做最有效的治療。

給病人一個「再試試看」的機會

很多時候，我曾經治療過的病人都會特意再回到醫院來看看我，說「你是我的救命恩人」。在外頭遇見就九十度鞠躬，逢人便說我是神醫。非也、非也，其實我只是提供他一個機會，一個留下來的機會。

如果上帝給我一把鑰匙，我為什麼不為幽閉的人們打開那扇窗？

當然有人會問，晚期癌症只要願意接受治療，存活下來的機會就高嗎？

我們應該說，不算少，可是也沒有到超過一半那樣多。因為癌症在所有的疾病裡面，已經算是重症了。以目前的醫療技術來說，我們無法從臨床或是抽血的方式知道，哪個病患有機會、哪個沒有，但能夠確定的是，一旦人不在的話，鐵定是沒機會的。

醫生的存在，就是要給病患一個機會，一個「再試試看」的機會。

身為一個醫師，一定都知道所謂的平均存活時間，因為我們所讀的醫學書上寫著：乳癌骨骼轉移的病人平均存活十一個月；肺炎第四期病人存活……以經驗來源判斷是沒有錯的，但並不能以一概全。

也有很多醫生確實以專業聞名，卻因為忙碌或草率判斷，以言語對病患做了醫療上的決定或宣判。這對病人來說是很大的傷害，不僅是生命上的傷害，也是對他們尊嚴上的傷害。如果三個病人中，有一個人是有機會的，卻因醫師給了病人過於粗糙或錯誤的宣判，加重了病人的心理負擔，或令他喪失求生意志，這輕率的臨門一腳，剛好就將他一路送回去了。本來有機會的變成沒機會，難道醫師們沒有責任嗎？

有很多病人都不知道自己還有多少機會，但他們都很願意相信專業醫師的話，這是所有醫師應該謹記在心的。即便病人很可能只剩這些時間，但在僅存的時間裡，醫生也應該為他好好做一下安排。用自己專業的立場加上人道精神，提供他這個「機會」。

在近代，醫療資源與技術已有日新月異的進步，可能性是無止境的。或許某些醫療方法目前無法被得知，但以後有可能就知道了。我常說：「活得愈久，機會愈多！」不是嗎？幾年前，誰能預料現在有這麼多種的標靶治療方法？如果我們沒有給他們機會，就讓他離開，對病患及家屬都是一種虧欠。

我有些病人，從被宣布放棄後，在我這邊又存活了十多年。或許我們再多努力一點，他在多活十年之後，出現了更新的藥物或治療方法，能將他的病痛完整根治也不是不可能。

從現在的醫學觀點來看，很多問題可能是無解的。但你怎麼知道之後會發生什麼樣的事情？我想說的是，疾病不完全是專業人士想的那樣，也不是病人所想的那樣。我們只需要積極一點，給病人更多的機會。

奇蹟，有時無法預料

史伯伯是一個七十多歲、個性爽朗的退伍軍人。原本他罹患大腸直腸癌，後來發生肝轉移，到腫瘤科後，我們為他做了幾樣治療卻效果不彰。

有一天，該來就診的時間他卻沒到，護士小姐聯絡了，但沒人接電話。

就這樣過了好一陣子，都沒見史伯伯回診，我想他可能已經放棄治療了。有時看見跟他相似的病患到我這裡看病，我就會想起他。肝轉移之後，如果不來繼續治療，應該很快就走了吧？想到這邊，總感到有些許悵然。

隔了一年，某天史伯伯突然健朗地出現在我面前，說實話，我真的以為他已經走了呢！

我又驚又喜地問候：「史伯伯你好嗎？」

總是帶著一副爽朗笑聲的他說：「院長，好久不見！回來這裡看看你呀！」

原來這一年，他還是在大里仁愛醫院進進出出著，有時看一下心臟科、有時看神經內科。他說因為當時真的很害怕治療，又想著自己都一把年紀了，不好意思說，也不敢來找我。

我說：「你不想我看你的病，那你反過來、偶爾回來看看我也好啊！」他聽了又是一陣哈哈大笑。

「既然你今天來了，還是讓我為你檢查一下好了！」我說。

電腦斷層結果出來後，卻讓大家嚇了一跳，因為原本該在的腫瘤，竟在影像上消失無蹤！

我問他，這一年是否有接受其他的治療。他搔搔頭說：「就是自從上次您幫我做了治療後，就沒有再做什麼治療了。」

當我還在細想其中奧祕時，突然他兩手一拍、睜大眼睛說：「難道就是一年前的最後一次，你幫我治療好的？」

換我笑了起來：「要是真這麼神奇就好了！」

好多年前的某天，因胰臟癌合併骨頭轉移的莊媽媽到我們腫瘤科來。

照理說，她的癒後是非常差的，又因為年紀大沒辦法做化療，所以我只單純為她做了放射性治療。直到現在，一點惡化或轉移的跡象都沒有。

她原本就是那種在團體裡很會帶動氣氛的人，在老人會也相當活躍，甚至看不出來身上還背著腫瘤，只是年紀有點大了，動作比較慢。幾年前，我們第一次舉辦國外圓夢之旅，她還跟我們一起去琉球玩了一趟。

由於嚴重的病情在我的控制下，一直保持著良好的狀況，所以她一直覺得我的醫術很好，遇見癌友時，便推薦他們一定要到大里仁愛醫院找我。幾年下來，她轉介了很多豐原的病人到我這邊。

在她轉介的病人中，有好幾位都讓我印象深刻！

最初介紹的病患中有一對夫妻，兩人都罹患了癌症，先生是攝護腺癌合併骨頭轉移，太太是肺癌。一開始從他們的病歷判讀起來，狀況不怎麼樂觀，癒後也都不很好，但治療後結果卻比預期來得好。到這裡治療至今已經八年，兩人都如同正常人般生活得好好的。

兩年前，她轉介了大腸癌合併肺轉移的郭老太太來找我，說是之前的醫院治療了好一陣子，病情都不見好轉。當時我仔細檢查了她的肺部，發現裡面有大小不等的腫瘤數顆，其中一顆最大的腫瘤壓迫肺部，使她呼吸不順暢、經常感覺會喘。確認之前的醫院為她做的各種治療方法後，我在最大的腫瘤部分做了局部電療，其餘的小腫瘤部分，就開抗癌藥讓她服用。

顧慮到她年事已高，也為了避免手術症候群，所以將一天應該吃六顆的藥量減半調整。過了一陣子，她跟史伯伯的狀況一樣，腫瘤竟然消失大半！

一般來說，已經用了這麼多方法還沒治癒，應該就沒有效了，但我找一個較簡單，也較適合她的方法做治療，卻得到了意想不到的結果。這些事情有時說起來，連我都覺得很奇妙呢！所以，我還是想說「從事癌症治療二十餘年，可能還不是那麼了解癌症呢！」怎可輕言放棄？

為年紀大的患者，量身打造治療方法

癌症治療做得愈久，愈覺得它是個免疫疾病。我們常看到器官移植、洗腎病人、愛滋病以及老年人是比較容易得到癌症的，我想主要是因為這些人的免疫力較差。

很多人不知道，老年人的罹癌機率大於年輕族群約百分之二十五。其實這是伴隨年齡而來，年紀大體力差，相對的免疫力下降，免疫功能低下是罹癌的主要原因。經過長年的觀察，我認為，在老人家身上發現的腫瘤通常都是與免疫力息息相關的疾病，又由於它集中於高年齡層，好發於八十五歲以上的族群，於是也有人稱它為

「天壽癌」。

天壽癌的腫瘤有兩種形式出現，一種叫做「擴散型」腫瘤，另一種叫做「單一病灶型」腫瘤。當病人被診斷的時候，發現有很多轉移腫瘤同時出現，或在原發腫瘤之外又出現很大範圍轉移病兆的類型，就叫做「擴散型」腫瘤，經常我們聽見的多發性骨髓瘤或是肺癌合併多發轉移就屬這一類。

年紀大的人，到了醫院檢查身體的時候有時候會突然發現肺部、肝臟、腸道裡面長了腫瘤，但做了其他癌症相關檢查又沒有發現有任何轉移的狀況，像這樣腫瘤只長在一處，並沒有出現附近淋巴腺的感染，或遠端器官的轉移現象，稱之為「單一病灶型」腫瘤。

正因這種腫瘤與免疫力下降相關，它會有一個很大的特徵——腫瘤長得很慢——於是出現危及生命的風險也很小。依此特性，對於天壽癌的治療方式也有別於一般的癌症病患；以單一病灶來說，治療的方式不需要依照一般腫瘤醫療程序，只需要用簡單的方式為病患做治療，腫瘤就會被控制住，甚至在患者有生之年完全不會出現因腫瘤而造成的致命的危險。

不依照一般程序做治療的原因是，**天壽癌腫瘤的病人幾乎都年事已高，每個人**

身上多多少少都已背著不下兩項以上的老人性疾病，身體狀況必定也不可與年輕時同日而語。他們可能無法承受開刀或者是做一些積極或侵入性的治療方式，原本癌症的治療在老年人就沒有一個標準的治療方式。

張爺爺是位小有知名度的畫家，已經九十二歲，因胃癌來到我的門診，來的時候年事已高，什麼都不能做。

為他做了檢查後，我發現他的腫瘤長在幽門，而肝臟、腹腔都沒有出現轉移，就只有單純的胃癌。張爺爺跟許多老年人一樣，知道自己胃裡長東西，他覺得反正年紀大了，也活夠了，就放任腫瘤自行生滅，一直不願意就診。

其實這觀念是不對的。在胃的幽門部位很容易出現腫瘤，如果你都不理它，久了會造成胃的阻塞，病人就無法進食了。到時候可能要把十二指腸或小腸拉出來做小腸造廔口手術。雖然天壽癌對他似乎沒有立即致命的危險，但老人家體力通常都很差，如果還要經歷這樣的手術折騰，很容易因為照顧傷口不當而引發感染跟營養的問題，反而有致命的危險，對病人並沒有好處。

怎麼辦呢？年紀這麼大了，又沒辦法承受整個胃或三分之二個胃的切除手術。

我想到過去在臨床上治療免疫力低下腫瘤的方法。例如，愛滋病的患者很容易長卡波西氏肉瘤，因為愛滋病的病人本身已沒有什麼免疫力，治療這些肉瘤的時候，不管發生在什麼年紀，不需要使用標準劑量，比標準劑量少一點，治療就很有效了。

於是我決定在張爺爺的胃還沒出現嚴重阻塞，還能進食的時候，用一些簡單的局部的放射線治療外，也給他一點口服的化療藥物，雖然這不是一個標準做法，但效果卻是出奇的好，讓他有生之年從來都沒有出現腸阻塞的問題。

在傳統上，大腸直腸的腫瘤，是一定要先做手術切除，但對年紀大的病人來說，如果無法承受手術的負擔，那應該提供他一個更溫和的方式，而不是放任他不管，造成腸阻塞，最後他會因敗血症而致命。所以，給他簡單的放射治療，也許在有生之年都不會發生腸阻塞的症狀。

另外還有一個病人，他在十年前得了攝護腺癌，那年他七十九歲。當時，我判斷他的腫瘤是由於免疫力出現問題所產生的，所以只給他一個很簡單、非侵入性、不危及生命的方式治療，便將腫瘤控制住。現在他已經將近九十歲了，攝護腺癌一直都沒復發過。最近他又得了一個腫瘤，又是一個單一病灶，在正子造影下沒發現任何轉移病灶，我想用一個簡易的療法，即「影像導引放射治療」及口服化療，我想一定也可以將他的腫瘤控制住。

所以，我們在面對癌症時，還是要有不同的思維。面對夭壽癌，我選擇了用比正常方式再少一些、再溫和一些的方式來治療，面對其他癌症或許也有不同的想法。我常說**治療腫瘤絕對不能照本宣科，而是要依照每個病人的狀況量身訂做一套專屬於他的精緻治療計畫。**只要多為病人著想，或許就會得到一個很驚奇的結果！

這些病人常讓我感到驚奇，因為年事已高，不方便就醫，很久沒來我的門診。我常想病人是不是已經「走了」？因為我使用的不是標準療法，病人卻常給我「因為沒事，所以沒回診」的驚奇！

積極面對，永不輕言放棄

身為一個腫瘤科專門醫師，都知道所謂的平均存活時間，也知道關於癌症的變異性，**相同的癌症發生在不同的人身上，臨床發生的腫瘤樣態經常都是不同的。**腫瘤的病理種類及行為多樣，即便是醫生也未必能絕對斷言其結果。若是醫生給病人過於武斷的判斷或決定，可能造成治療上很大的遺憾。

另一方面，雖然經驗的累積會帶給醫師自信，但切記無論行醫多久，永遠都不要太自負或太武斷！所有肩負著生命重大責任的腫瘤科醫師，都必須要用更謙虛、更誠懇的態度來面對癌症，並以最謹慎的態度來對待眼前的每一位病人，因為癌症真的有太多我們無法探知的境界！

將病患從絕望的境地中搶救回來，這是奇蹟嗎？或許對某些人來說，這是醫療上的奇蹟，但對我來說，只不過是多給了病人一個活下來的機會。

所謂的神醫，除了熟練精巧的醫術外，就是比別人更細膩關注病人的需要，還有上天帶來的好運氣——不論是醫生或病患的好運。至於結果是怎麼得到的，就不那麼重要了。

在治療上，我認為積極的態度是很重要的。衡量斟酌，在不會比眼前更壞的狀況下，給病人一個機會，或許就會出現奇蹟。生命也是一樣，要是先放手了，肯定是沒機會的，只有繼續做，不輕言放棄，才有可能發現更多的驚奇！

不要輕信少數個案的偏方

另外，我也要對「好運者」提出一個忠告，很多病人運氣很好，雖然是癌症末期發現卻治癒了。於是，有些人就開始宣傳他個人的抗癌之道（通常都是一些草藥偏方），而絕口不提曾經經歷過的正統治療。其實，正統治療才是真正治癒的方法。有時我們可以在購物頻道上，看到許多抗癌祕方或另類療法被不當鼓吹，這是不恰當的。

從專科醫師的角度來看，很多這樣的人，光從螢幕上的影像，我們就可以判斷他們接受過手術或放射治療，但他卻不提這一部分，這是一個很不好的現象。老天給了你好運、給了你機會，就應該好好宣導接受過的正統治療，不應該誤導其他病人去做沒有科學根據的另類治療。所謂的「科學」，應該經過驗證、經過統計，放諸四海皆準，不能只憑少數的個案就誇張療效。

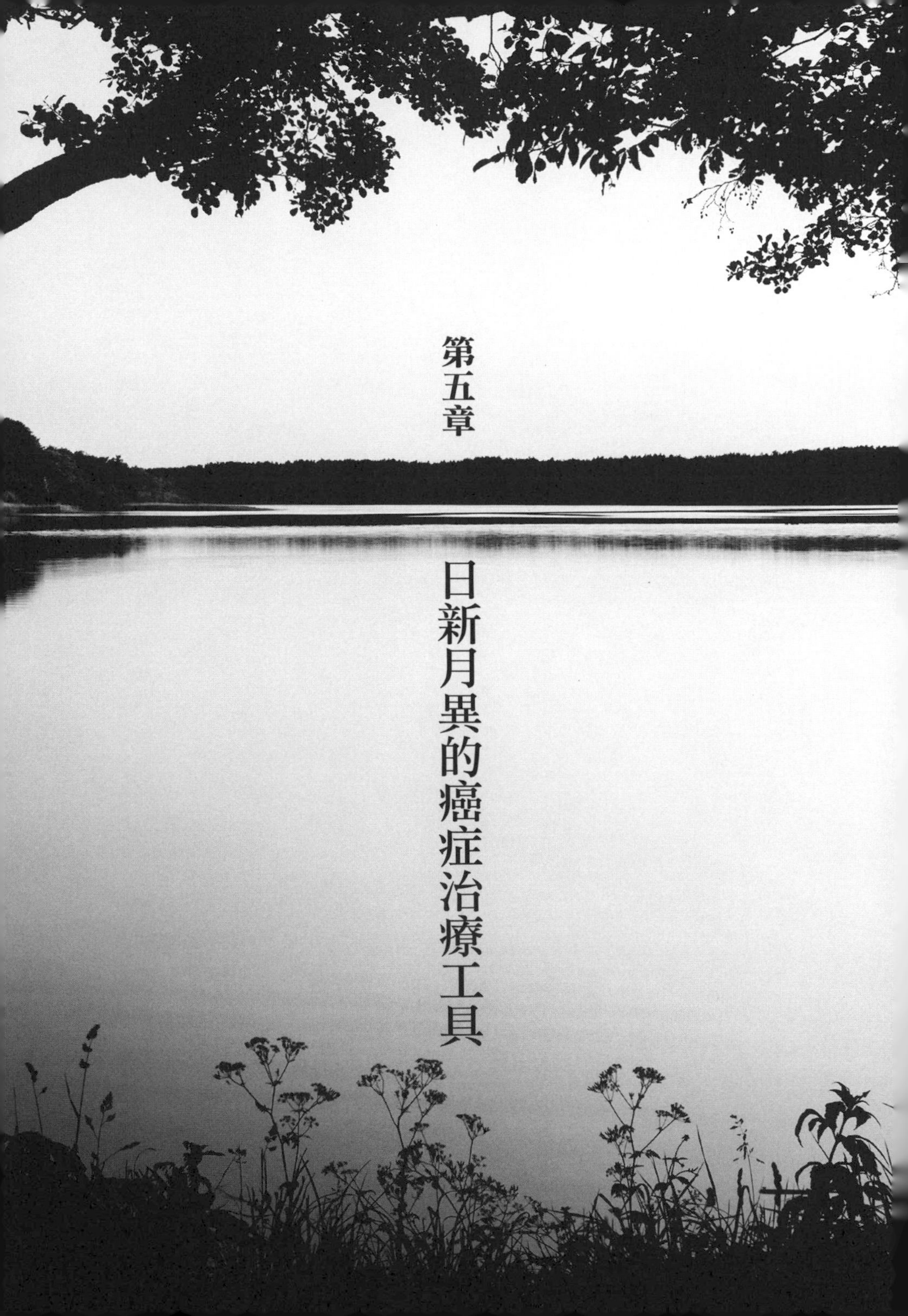

第五章

日新月異的癌症治療工具

第五章　日新月異的癌症治療工具

因為科學的進步，癌症的治癒率已大為提升，不再被認為是絕症。
新藥物的選擇性增多，以及治療方法和工具的改進，
在相同的治療結果下，患者也都能保有比以前更好的生活品質了。

癌症治療的進步

這幾年來，癌症的治療起了很大的變化，在過去認為罹患癌症如同絕症的觀念，也因為科學的進步，新藥出現和治療方法改進，而有了轉圜的餘地。**現在許多癌症在早期時便可被診療出來，所以治癒率已提升許多。**

從前，癌症的治療以手術切除為主，放射治療與化學治療為輔。當時的化療藥物極少，放射治療也還停留在「鈷六十」的階段（鈷六十治療機，最早期的放射治療

機器。目前已很少在臨床使用。）在一九八〇年代，醫生們使用的放射治療和化學治療指南，兩大本加起來也不過一兩百頁，充其量只能稱為「醫療指南」或「醫療原則」罷了。

但近二十年來，癌症的治療逐漸進步，特別是近十年研發出一些化療的新藥物，例如「健擇」、「紫杉醇」等。這四五年也開始出現一些新的治療方式，如新生血管抑制劑與標靶治療。而**放射治療也進步到「影像導引」的階段，因準確性提高，效果也相對提升。**

然而，多樣化的治療方式，卻有點讓病人和家屬不知所措，因為他們根本不知道哪個選擇才是最好的，所以在這裡，我先簡略說明幾種與從前不同、現行的主要腫瘤治療方式與工具。

治療方式的多樣化

一、化學治療

這是一種很普遍的癌症治療方式，也是全身性治療的方法，以藥物摧毀癌細胞。**化學治療的特色是，可以用一種或多種藥物的合併治療，因應不同的癌症類型及部位，去選擇不同的抗癌藥物的組合。**

可是，化學治療的「細胞毒殺」作用，除了摧毀癌細胞之外，對正常的細胞也會有很大的影響，所以也會產生一定程度的副作用。目前臨床陸續有新藥上市，針對不同癌症的藥物，選擇性愈來愈多，治療效果也較從前為佳。

二、標靶治療

不管是好的或壞的細胞，它都不可能存活太久，而且只要到達一定的時間，就必須分裂，一個變兩個、兩個變四個，這就是細胞生長的特質。

針對癌細胞所依賴的分子為目標，此分子具有在癌細胞內有大量表現且與癌症的致病機轉相關，對正常細胞非必要或較少。抑制這類分子的表現，癌細胞便無法分裂以增加數目，最後便自然凋亡。標靶治療，就是透過抑制這個東西，來使癌細胞不再分裂，使其產生「自然凋亡」（apotosis）現象，達到有效控制病情的目的，而且不會對正常細胞造成傷害。

目前，臨床上所使用的標靶治療藥物，依作用機制約可分成三大類：

1、新生血管抑制劑（Anti-angiogenesis）

在研究癌症的同時，有人開始懷疑：為什麼癌細胞會長得那麼快、又那麼容易出現轉移？它的原因到底為何？在後期的研究中發現，原來癌細胞會分泌一群特殊的分子，這種分子會促進癌細胞附近的血管增生。血管是營養的傳輸來源，不管任何正常的組織或是腫瘤，都必須要有血管才可生存。

而癌細胞除了本身的分裂外，在腫瘤形成後，還會繼續分泌出一些特殊的因子，來促進血管增生，並藉由增生的血管營養自己，使腫瘤快速生長。

「新生血管抑制劑」，就是抑制癌細胞促進生成的增生血管，使其無法在分裂前後獲得充足的養分，藉此控制癌細胞的增長速度。

例如使用於結腸癌的Avastin（癌思停），用於晚期腎細胞癌及惡性胃腸道基質瘤的Sutent（紓癌特），以及用於腎癌，亦極可能用於肝癌的Nexavar（蕾莎瓦）。

2、阻斷癌細胞訊息傳遞路徑的標靶治療，即以癌細胞訊息傳遞路徑之必要因素為標靶。這類藥物最常見的，是使用於非小細胞癌的Iressa（艾瑞莎）和Tersava（得舒緩），其次還有治療慢性骨髓性白血病的Glivec（基利克）及Sprycel（伯萊），以及治療乳癌的Tykerb（泰嘉錠）。

3、針對細胞表面抗原的標靶治療，即以癌細胞表面抗原為標靶。例如治療惡性淋巴瘤的Mabthera（莫須癌）、乳癌的Herceptin（賀癌平），以及結腸癌的Erbitux（爾必得舒）。

三、荷爾蒙治療

我們都知道，與荷爾蒙有很大關係的疾病，如女性的乳癌，或男性的攝護腺癌，都是屬於性別取向的疾病。因為當人到達某個年紀的時候，由於性別荷爾蒙相互作用，就會衍生出腫瘤。所以，以往的荷爾蒙治療，主要作用機轉就是在調整「競爭荷爾蒙」的濃度。

根據統計，八十歲以上的男人，有八分之一的機率會罹患攝護腺癌，很公平的，女人在八十歲後，同樣有八分之一的機會罹患乳癌。那麼，既然這是一種性別的疾病，它就和荷爾蒙有極大的關係與影響。

以前還沒有研發出荷爾蒙抑制劑時，罹患與荷爾蒙相關癌症的患者，必須手術切除男性睪丸及女性卵巢的機率相當高。但現在，已有愈來愈多種類的荷爾蒙抑制劑陸續研發，在荷爾蒙形成的過程中就將它阻斷了，而且因濃度競爭所引發的副作用相對減少，手術切除器官的情況也逐漸變少了。

治療工具的演變

一、放射治療：準確性的提升

放射治療的儀器與技術，從早期的鈷六十治療機，演變到直線加速器；從傳統2D放射治療、三度空間順形治療、強度調控放射治療到4D放射治療（即三度空間加上擷取時間內位移模型），乃至「伽瑪刀」、「光子刀」、「弧形刀」、「電腦刀」、「導航螺旋刀」、「影像導航弧旋刀」、「諾利刀」、「銳速刀」等等不同的治療設備所衍生的放射治療技術名詞。

雖然名目眾多，但無論採用哪種「刀」作為放射治療工具，放射治療最基本的原理，不外是利用可游離的放射線（高能光子或是伽瑪射線），直接對腫瘤細胞做準確的照射。

透過重複施做放射治療，累積正常細胞與腫瘤細胞受損程度的差異，到了最後，正常細胞的受傷程度較低，腫瘤細胞的傷害程度較深，希望能藉此達成腫瘤細胞死亡、正常細胞存活下來的目標。當然，每次照射劑量的多寡，也會影響腫瘤及正常細胞傷害程度的差異。

這些先進的治療技術最大的差別在哪裡呢？就是在於放射治療的準度與精確度的提升。

由於生物體本身是動態的，比如說膀胱裡的腫瘤，這個器官每分鐘的大小也許都不同；又如肺部的腫瘤，它一定會隨著呼吸上下運動；長在腸子裡的腫瘤，也一定總是在蠕動著。既然無法透視人體，看清楚腫瘤位置的變化，我們要如何知道是否治療到真正需要被治療的部位呢？這時，「影像導引」的角色就相當重要了，它輔助我們在治療前，及時了解治療部位的正確性。

因為沒有任何一個癌細胞可以躲過放射治療而存活，關鍵就在於醫生是否準確地治療到正確的地方。如何沒有失誤地治療，是執行放射性治療的第一要務。第二個問題就是，醫生有沒有顧慮到正常器官可以忍受的放射治療程度。

不妨想像一下面前有個靶，靶心就是腫瘤。在靶上打得很集中，卻沒有命中正中央，這就叫做「準度」（precision）；另一個是都打中靶心，卻打得很鬆散，就稱之為「精確度」（accuracy）。

例如說我們想打某個位置，結果我們只有「精確度」沒有「準度」，勢必就得擴大施打的範圍。放射治療的療程必須做好幾次，要是醫師沒有把握住技術上的準確，將會造成什麼樣的情形呢？

再舉個例子。如果我們要多配幾付鎖匙當備用，你會拿哪一把鎖匙去找鎖匠配鎖呢？我想一定會用最原始的那一付吧！因為，如果之前打的第一把已經稍稍地偏斜，不好開門，那第二把打得像第一把、第三把像第二把，到後來第四、五把一定是打不開門的，因為它已經偏離了原來該有的位置了。

原子彈爆炸就跟放射治療一樣，到底是得到好處還是造成傷害？我們必須顧慮到正常組織可以忍受的「照射量」，將放射治療的劑量，很準確地放到該治療的地方。

傳統的放射治療重視的是「區域性」，現在則注重「準確性」。像現在研發的

「影像導引旋弧刀放射性治療」，最主要的功能就是在治療的同時，醫生可以確認他要治療的地方。如果這點獲得確定，正常組織就能得到保障。由於照野變小，便可以增加單次劑量來得到更好的癌細胞殺傷效果，因為每次治療都與對癌細胞的殺傷力成正比。相對於從前的「區域性」照野，多是為了遷就其準確性。這樣一來，便可減少了照野的次數，這也是目前「低照射次數」的原理。

所以，任何放射治療都必須同時兼備「密集」與「精準」兩項原則，才是放射治療的精髓。

二、外科：微創手術的進步

隨著腫瘤治療方法的進步發展，外科在腫瘤治療上所扮演的角色，也開始有別於以往。

以前治療腫瘤只有單一方法，就是「切除」，因為後面沒有其他治療方法了，只要醫生切除得夠乾淨，病患的治癒率就高；切除得不夠乾淨就注定失敗。所以那時候的外科步驟非常重要，器官的損害也較為嚴重。

早期外科其實是一種嚴重且具破壞性的方式，如果是大型手術，幾乎可以用慘不忍睹來形容。當時的手術只考慮到患者的治癒率，為求病人能夠活下來，不管外觀變成什麼樣子，即使存活後像科學怪人一樣，但只要能將腫瘤徹底消除，患者的美觀、器官功能、生活品質都不在考慮之內。所以，口腔癌患者在手術過後，嘴巴、牙齒都無法對齊，乳癌切除後就只剩下皮包肋骨而已。

以目前的醫療眼光看來，早期的腫瘤手術其實很不得已，現在已經沒有人這樣做。

因為手術後的治療工具愈來愈多，所以運用外科手術的部分也相對愈加保留。以前咽喉癌動不動就要全喉切除，喉嚨切除後病人無法說話，失去了社交的功能。現在則可以使用放射性治療，癒後結果與全切除的效果一樣，卻保留了患者說話的功能；更何況還有化學治療，對病情的控制及功能的保存也有相當貢獻。

在乳癌方面，歐洲國家也慢慢不主張乳房全切除，改採行局部切除來保留乳房，並在術後輔以放射治療及化學治療，一般來說，治療後結果也與根除性切除的效果相當。

與乳癌發生率幾乎等高的攝護腺癌也是。目前在國外的治療，有八成的攝護腺腫瘤，醫生多不主張開刀，只做切片後就轉給腫瘤科，較晚期的攝護腺癌更是如此。因為晚期的攝護腺癌病人在開刀後，會造成性功能的障礙或出現大小便失禁問題，而且切除手術造成的結果，都比做放射線治療還差。

由此可知，腫瘤外科的現狀就是微創手術的進步。在相同的結果下，盡量保留器官的外觀和功能性，同時減少住院及恢復的時間。以大腸直腸癌為例，現在甚至可以做到利用腹腔鏡開刀，只留下兩公分的傷口。由於研發的醫療方法和工具愈來愈多，如果是一樣的治療結果，當然要選擇能讓患者保有一定生活品質的醫療方式，來作為主要的醫療工具。

抗癌工具的整合

由於治療工具的增加，使我們更有機會找尋不同的組合，得到更好的功能保留及尋求更佳的治療效果。

以大里仁愛醫院的直腸癌為例，以往都是切除腫瘤及肛門，再施以化學治療及放射治療來減少局部復發與遠端轉移來達到治療的目的，但病人必須犧牲肛門。

現在的做法是先施行化學治療、標靶治療及影像導引旋弧刀，最後再利用「超音波刀」進行微創手術，不但效果良好，且病人的傷口大約只有五公分（以前二十公分），且百分之九十五可保留肛門的功能。

相信未來一定有更多的組合方式，來改變傳統的方式，在使用於不同部位的腫瘤上，這也是癌症病患的一大福音。

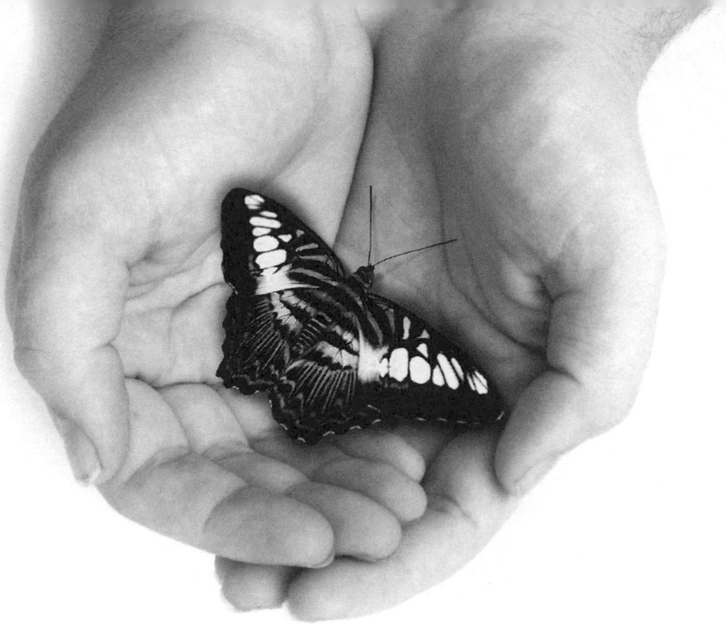

第六章
訂做治療計畫與健全醫療體系

第六章　訂做治療計畫與健全醫療體系

癌症治療，需要整個醫療團隊與病人一起努力。
醫師必須考量各種因素，為病人量身打造細膩的治療計畫，
加上替代方案與之後的定時追蹤，才能達到最佳的治療效果。
擁有健全的醫療體制，以及成立病友會等相關機構，
也是讓癌症治療更加成熟完善的幫手。

癌症的雞尾酒療法：為病患量身打造

癌症的治療攸關患者生死，所以**在治療時，醫師不應該完全照著書本處理，而是要依照每個病患的個別差異、病徵做不同的調整。**

這有一點像雞尾酒療法，醫師根據不同年紀、不同性別、不同疾病、不同期

別、患者的病症反應、對藥物的狀況，再考慮腫瘤本身特殊性等七至十個因素，為病患量身訂做一個完善且完整的癌症治療計畫，如同調製一杯適合患者喝的雞尾酒般。

「為病人打造一個完整細膩的癌症計畫。」這是一個很重要的觀念。因為它必須回歸到醫療人員——特別是醫生——在做治療時的「態度」，還有他涉獵癌症治療因素的廣泛性。

從我父親抗癌、逝世到現在，才短短十多年，但癌症治療的工具和技術，卻有了大幅的變化跟改進。例如「多種類標靶治療」、「免疫治療」、「荷爾蒙治療」等多種療法，都是近年才發展出來的。放射治療的精準度愈來愈高，外科手術的創傷程度愈來愈小，都提供了醫生和病患更多樣性的選擇。

雖然有許多醫療工具和方法可供選擇，但癌症治療，仍然存在著預測性的計畫，所以**醫生必須針對患者的個人差異，去搭配一個完整的治療計畫，絕不能想到哪裡就做到哪裡**。必須在一開始就要以「前瞻性規劃」及「實證背景」的心態提出一個「完整的治療計畫」。

王爺爺做完手術來找我的時候，因為年紀太大，又剛動完手術，整個人看起來元氣大傷，總是不時地喊著疼。除了考量他的年紀、身體虛弱狀況外，我也評估了腫瘤本身的因素：分化、期別、細胞型態等因素，後來，我選擇了一個他能承受得住、且較為有效的治療方式和藥物。

癌症治療是長期抗戰，因為很多腫瘤細胞在接受治療後，數據上不見得馬上能明確顯現。但是觀察病人的臨床反應，醫療團隊還是可以判斷治療方式是否有效。

雖然王爺爺剛開始接受治療時，一直喊這裡疼、那裡痛的，但做過幾次治療後，我們發現他喊痛的頻率減少了，給他的止痛藥用量也愈來愈低，連體重也明顯回升。即使還沒到一個療程的結束階段，還沒看到正式的影像報告，但是從病人給我的反應中，我清楚知道這次的治療對他是有效的。

對癌症治療而言，如果藥物沒辦法發揮功能，就只剩下讓病人感覺不適的副作用，還有不斷消耗病人有限的時間罷了。所以在診療期間，醫生一定要及時注意、時時關心，看看病患的體力是否變差了、狀況有無改善。如果藥物沒有效果，就要再為他安排別種可能性的治療，否則他可能就失去了下一個有效治療的機會。

這就是我所謂的「醫療細膩度」與「量身訂做的治療計畫」。身為一位腫瘤科醫師，應該要更加仔細觀察病人。所以在治療期間，我一定會想辦法早點知道，目前的治療方式對病患到底有沒有效。

醫療的細膩度，當然也包括了「隨機應變」。有很多醫師固守於自己一開始的見解，卻忘了在癌症的研究中，仍有很多部分是我們沒辦法完全了解的。所以在臨床上，經常會遇見治療結果與原來想像迥異的狀況。因此，在要求細膩醫療品質的同時，醫生們不能太堅持己見，或是太過固執而讓病人錯失良機。

替代方案的重要性

在治療計畫實行一段期間之後，萬一這組藥物沒有達到最初預期的效果，要換另一組藥物時，醫師應該告知病人更換藥物的原因，並告訴他預期多久可以觀測到第二組藥物對於病況改善的效果。

也就是說，讓病人與醫療團隊一起執行完成整個治療計畫，從計畫開始到執行中所遇到的任何狀況，都詳細告知；其中當然也包括「治療替代方案」的提出，以及過程中每個緩解追蹤狀況的報告。**計畫中的任何治療都有充分告知，而且是經過醫病共同決定，對於完成治療的過程來說，是一個最好的狀況。**

替代方案的存在，在醫療計畫中是很重要的。

以王爺爺的情況來舉例，上了年紀的老人家，除了體力差之外，身體上也出現了許多非關腫瘤的相關症狀，這時若是僅針對病症，而不去考量病人的身體狀況，一視同仁地進行治療，王爺爺的身體和精神一定無法承受，也會出現抵抗，這樣的治療方式，反而成為改善病情最大的阻礙。

所以，我反對治療計畫中只有一種方法，因為每個人的體質不同，比較壯的人不見得體質好，比較瘦的不見得體質差。大多數藥物所發揮的效能，是可以改善病情的，但如果病人沒辦法承受，藥品的劑量就得做調整，有時候甚至要考慮換藥才行。

我記得，王爺爺過了好長一段時間，手術後的不適感才逐漸消失，病況穩定。在接受第一個階段的腫瘤治療後，影像及血液檢驗上都完全看不見腫瘤，腫瘤指數也正常後，我就請爺爺出院回家，之後只要定期回來檢查與追蹤就可以。

這就是所謂的「完全緩解後的追蹤」。

其實在治療期間，如果某一類型的藥物使用到一個程度，卻沒辦法到達預期的療效時，就該考慮轉向另外一種方法。早一點了解治療的反應，就可以增加一些機會。

常聽到一些病患抱怨，說化療沒完沒了地一直打，持續打了一兩年。腫瘤科醫師都知道，對病患來說，化療是多大的折騰，如果沒有完整的醫療計畫，只是不斷地化療，不僅是浪費醫療資源，也是對病患最大的折磨。所以，不管做怎麼樣的治療，都應該要依階段性的目標去執行才對。

完全緩解後的追蹤

不同的腫瘤、不同年紀的病患，進行追蹤的方式、重點項目與時間上，都是不一樣的。比方說，鼻咽癌的患者，做局部核磁共振是很重要的；大腸直腸癌的話，肝臟掃描就會變得比較重要。所以，腫瘤科醫師有一個很重要的使命，就是必須很仔細地去建立病人的檔案，然後按時通知病人回來做檢查，這方面現在已經進步很多了。

追蹤的第一個目的，就是看原發的腫瘤有沒有再復發或轉移。例如有些患者，會由大腸直腸的腫瘤造成肝轉移。

基本上，對於轉移的腫瘤，我不主張馬上動手術切除。因為如果還有未被觀測出的腫瘤殘存，卻在切除後忽略持續注意，等數月後，原先沒被偵測到的腫瘤長大，不僅只會造成手術的多餘，對患者來說，更是災難上的災難。所以對於轉移的腫瘤，手術通常都放在第二考量。

我通常會建議患者先施打化療藥物一陣子，當腫瘤全部消除後，再持續觀測，如果三個月以上都沒有其他新的腫瘤發生，才施行切除手術。

追蹤的第二個目的，是為了觀測是否生長出第二個腫瘤。

一般說來，腫瘤出現的機率跟時間長短，與病患原發腫瘤本身的特性有很大關係，早期癌症的轉移機會較低，愈晚期轉移機會相對愈高。

通常罹患過食道癌、口腔癌、肺癌、大腸直腸癌等，或是一些特殊腫瘤的病患，發生第二個腫瘤的機會比正常人高。在持續追蹤的過程中，一旦發現新部位的腫瘤，就得再重新啟動治療計畫。

治療的最終目的，是要能夠達到完全緩解追蹤。不管什麼樣的治療，最終能否達到完全緩解，是很重要的。只要能達到完全緩解，就算已經達成最原始治療的目的。

抗癌的共同力量：病友會

為了能更確切掌握病患病情，我在大里仁愛醫院的腫瘤科成立了病友會，至今已有十二年的歷史了。

除了在關懷與追蹤上，病友會能發揮極大的機制跟功能之外，藉由全國性癌友會團體所發出的防癌相關知識與訊息，也能讓更多人了解防癌的重要性。而且，**藉由醫療團隊和患者之間的互相教育、鼓勵，病友會形成了一股最大的抗癌力量。**

很多人對於癌症仍感戒慎恐懼，而恐懼是來自於對癌症的不了解，如果有一個適當的機會，讓他們接受這些資訊，其實對病人本身和家屬，都是很有幫助的。

來自患者的分享與感謝

三十歲出頭的筱繪，十三年前在北部歷經乳癌化療一年後，不幸又發現了子宮肌瘤。切除卵巢後，她的月事大亂，也出現明顯的「更年期症候群」，為此她去看了婦產科。

筱繪說，她去看婦產科時，居然能詳細向醫生說明自己的病史，也告訴醫生自己現在正服用什麼藥物，還問醫生自己的狀況是否適合服用醫生開的藥物。醫生告訴她：「會有一點刺激，但沒有什麼大的影響。」在經歷了一場又一場的抗癌戰役後，筱繪也對自己能有意識去做好防範準備，感到一絲喜悅。

可是，在吃了婦產科醫生開的藥物七八個月後，有一天早上，她洗臉時突然發現自己脖子左邊，居然冒出一粒一粒的淋巴結節，恐懼也打從心底冒出。到醫院做切片檢查後，果不其然，出現了惡性腫瘤的報告。

門診時我問了詳細的情況，才發現原來是婦產科開的藥物裡，含有荷爾蒙的成分。對得過乳房腫瘤的患者來說，不管經過多久，都不能接觸到含有動物性荷爾蒙的藥物，因為那就像是一把重新開啟腫瘤大門的鑰匙，一打開就不可收拾。

坐在候診室中等待切片的短暫時間裡，筱繪脖子上的淋巴結節開始一顆顆冒出，不一會兒，原本十多顆的突起物，就如成串的葡萄般爬滿了脖子。於是我馬上安排做電腦斷層，之後開始做電療、又做了化療。

化療的紫杉醇藥性很強，打了止吐針還是一再地作嘔。筱繪不敢躺上醫院的病床，即使需要住院的時候，她也是硬撐著說要吊點滴回家。

針對她的病況，我在藥物與治療上稍做了一些調整。六次化療之後，至今已經過了好多年，腫瘤再也沒有復發的情況，筱繪整個人看起來神清氣爽、健康開朗。

後續幾年追蹤期間，有一次，我又發現她暈眩與耳鳴的情況較一般人嚴重，頭部半邊會發麻。筱繪說，可能是因為之前治療淋巴結，循環不好的關係。我幫她做了頭頸部核磁共振的掃描，果真如我推測，顱中長了一個聽神經瘤，是一個與乳癌無關的良性腫瘤。

所以我再為她做了光子刀治療，影響她多年的不適症狀也獲得了改善。後來，筱繪在病友會中分享她的抗癌之路，她想起了自己第一次接受化療的情形，說自己當時感到非常沮喪。

「第一次罹癌，是在台北的醫院接受化療的。每次化療後回家途中，總是忍不住一路吐到下車。一次次歷經這樣的折磨，我都大哭著對我先生說：就這樣吧！我受不了了，讓我放棄吧！但是，看著他只是默默流著眼淚，緊緊地握著我的手，什麼都沒說，那種無力感與失落，讓我幾乎崩潰。」

談到第二次罹癌的經驗，她又說：「不能全怪那位婦產科醫師，畢竟他對腫瘤這一科沒有了解得那麼透澈。如果當時身旁有病友會這樣的組織，大家就可以分享自己的經驗，有了更充足的癌症知識，我就不會誤食含荷爾蒙的藥物，或許就不會再次得到第二次腫瘤了。」

最後筱繪開朗地笑著說：「不過，人生也因禍得福，可以認識那麼多病友，大家互相學習與勉勵。」

整合多方意見：癌委會

在國外的醫療院所，普遍都會設置一個「癌委會」（Cancer community），由各科醫師共同擬定一個治療計畫。同時，為了怕醫療計畫因私人因素而有所偏頗，所以制度上採取細部分工：放射治療歸放射治療、手術歸手術、病理科歸病理科、血液腫瘤科就歸血液腫瘤科。

這樣所共同擬定的計畫就是所謂的「癌症治療指引」，以實證醫學做基礎，經過多個專科組成的團隊討論，來為癌症的病患量身訂做一套適合的醫療配套措施。

隨著醫學進步的同時，「指引」也會因新的技術、藥物及研究而有所改變。不過可以確定的是，病人接受的都會是最新、最可靠的治療。

近幾年來，國民健康局積極推動「癌症治療品質提升計畫」，目的就是希望醫師們能依規範與證據來治療病人，而不是依個人觀感做治療，病人也可以獲得一定的品質保障，我認為這是一件很好的事。

其實病患最重視的，在於是否能夠得到妥善的醫療照顧，而非由哪位醫師來主導醫療。如果沒有像癌委會這樣的控管機制，就怕醫生會貪圖既有利益，而在醫療程序上落入個人本位主義。

國內的一些院所，並沒有這樣的機制，這也是我為什麼鼓勵病人去問第二意見和第三意見的原因。因為當你的意見可以被許多醫生所接受，就表示這個意見是夠客觀、夠科學的。

反之，如果大家的意見都與你不同，很可能就是提出的東西有你自己的特殊考量，或是自身本位主義作祟。其實不只是我，所有的醫生都應該具備讓病人去問第二、第三意見的風度。不這樣做的話，病人的權益就常在不知情下被犧牲掉了。

而且，如果醫藥有利益上的互助或是瓜葛，醫師很容易會被影響，甚至在臨床上做出偏利益的選擇性決定，這是很不應該的，也違反了醫學倫理。

只是，目前台灣的醫界還是存有這樣的問題，大家都在爭取醫院所能控制的醫療資源；很多法令也都是醫界妥協後的結果，這也正考驗著醫界的智慧與道德。不過，我想以後會愈來愈有改善。

國內外醫療體制的落差

目前國內的醫療體制，仍與國外有著許多不同。舉個簡單的例子：乳癌的病人，國外都是由腫瘤科來做術後治療，在國內卻多數由外科治療，這並不是錯誤，而是制度使然。

或者，治療肺癌病人的標靶藥物，國內有三個醫療部門同時在使用：一個是胸腔科、一個是胸腔外科，還有一個是腫瘤科。為什麼有三個部門都使用同一類的藥物呢？罹患肺癌的病人究竟應該出現在哪一科呢？到目前為止仍各有定見。

所以我們偶爾會疑惑：為什麼總是有功能重疊的醫學會？答案仍是制度使然，所以也就見怪不怪了！不過，由不同的科別來看，或許可以更客觀，但無論如何，都應以病人的權益為最大考量才對。

反觀國外的醫療體制，由於醫生領的是年薪，醫藥利益沒那麼大，所以做治療的時候比較客觀，因為他無法從使用藥物上獲得個人利益。沒有人把藥品當商品在經營，藥廠主要不是賣藥，而是做品質控管，只要藥品做得好、沒問題，就會有醫院來採買，不用推銷，也就沒有因推銷而生成的利益。

但是在台灣，一個藥廠裡就有好幾百個sales，原本病患不需要吃的藥品，在醫師的「調配」下用了、吃了，心安了，可是病好了嗎？

在醫療院所，當藥品變成利益商品被經營時，以公共衛生而言：第一、造成了醫療資源的浪費；第二、嚴重扭曲了應有的醫療行為。對病患和家屬所造成的困擾，真不知該向誰求助。

我想起常在電視上看到的綜合維他命廣告，內容是老先生吃了它之後，身體突然硬朗得不得了，甚至可以背著老太太爬山，這真是太誇張、也太危險了。在國外無須處方箋就可以買到的東西，在台灣卻被當成補品來販賣。

有一位原本該開刀的患者，他找了胸腔外科，醫師跟他說：「欸，目前不適合開。」這句話也許是真的，只是醫師接下來又說：「我開這種藥給你吃，吃藥如果消了，就不用開了。」

照理說，除了手術的領域之外，這位醫師不應該也不能跨越他的專業，但是台灣目前的醫療環境就是沒法做到這一點，所以就形成乳癌有三四個科在看，肺癌病人也有三個科在搶的窘境。

這就是為什麼我一直主張要訂定共識的原因，**如果醫界都能有「以病人為中心」的共同理念，那麼病人的權益就會愈來愈完善。**

莫衷一是的標準

美國的國家癌症中心（National Cancer Institute，簡稱NCI），每幾年就會對應最新癌症的發展，制訂出一套因應規範，作為醫療共識指標。雖然醫學本身存在著多變性的特點，針對某些個別病狀的應用，無法在各醫療單位之間取得完全的共識；但是有了原則性的規範，還是可以讓醫療單位作為處變的準則。

例如乳癌患者，在國外當腫瘤的範圍小或等於三公分時，醫師是無權要求患者將乳房完全切除的。可是在台灣，即便只有0.5公分的腫瘤，醫生也可以告訴病患要做完全切除手術。

就像純如的例子一樣。

純如是「少奶奶家族」（台灣乳癌患者的組織）的成員，不過這是十多年前的故事了。因為她左邊的乳房完全切除了。你可以想像，當她聽到醫生開口告知她，罹患乳癌要完全切除時，她不知所措的反應嗎？當時的她只有二十八歲，還沒結婚呢！

「從來沒想過，這樣的事情會發生在自己身上，聽到醫生說的時候，我呆坐在診療室裡，一句話也說不出來，腦中一片空白，眼淚卻不聽話地掛滿了臉。怎麼會是我？我還那麼年輕，我不想死啊！」

當時，她對於乳癌這件事一點概念都沒有。醫生問她：「那妳要不要手術切除？」她一時之間還反應不過來。「要切除什麼？」等意會過來時，才開始想：這樣是不是會變得很難看呢？男朋友會不會嫌棄她呢？這輩子還能不能嫁人？一大堆的問題和問號，從醫生開口的那一刻起，就在她的腦中不停迴盪。可是她又想，只要可以活下來就好了。

純如現在回想起來，醫生當時並沒有給她很多資訊或其他選擇，只告訴她如果乳房全部切除，這樣比較乾淨、比較不會復發。可是從切除後到結婚之前，她一直抱著很大的陰影生活著，現在也對這件事感到非常遺憾。如果當初醫師能多給她一點選擇或資訊，或許純如的生活會完全不一樣。

任何事物，要破壞很簡單，但是要重建與原來相同的東西，卻十分困難。

健全醫療體系，需要層層環節的管理

記得在醫學院念書的時候，經常耳聞有些醫生為了做研究，需要五十個病人的樣本採集，就到檢驗科那邊對主任說：「請幫我多留一點sample（樣本）。」甲醫師向他要一個，乙醫師也來拜託主任幫他留一個。這樣一來，原本病人只要抽5cc血液的，到最後卻變成必須抽15cc。因為5cc要拿去檢查，5cc拿給甲、5cc拿給乙。

站在醫學研究的立場，**如果需要採集樣本，醫師必須確實告知並詢問病人，是否願意提供樣本參與研究？在獲得對方的許可與簽名下，才可以進行。**但是，許多醫生為了便宜行事，或預設立場認為病患不願配合，就偷偷跑到病理科或檢驗科，將病患的血液或壞死的細胞、器官拿去進行研究，這是犯法的，在醫療精神上也不被允許。

還好國內現在不可能再發生這樣的事了，都必須通過醫院的「人體試驗委員會」，不可逕行實施。

在國外，關於「治療指引」，已經有了國家衛生組織的明文規定。例如卵巢癌，第一期是不用做化療的，中度以上或第二期以上才能做，如果醫生沒按照規定實行，病患是可以提告的，這就是病人的權益。

由於醫療技術的相關條例與醫療人權較早訂立，所以醫師與病患要在彼此確認的狀況下，先在文件上簽名後，才能進行重大的治療。

現在，國內已漸漸重視病人的權益，許多醫療院所也開始實施「知情同意」（Informed Consent），醫生有義務告知病患，再由病患自己選擇決定。從前那種醫生就是神，病患進手術房後就只能任人宰割的弱勢情況，已經不再是唯一的結局。

其實，這也是我一直提倡並維護的醫療精神。

除了確實做好醫師對病患的「告知」義務，在各醫療部門之間，我們也還有許多值得改善的空間。

例如一位病人做完診斷後，發現報告上有可疑、需要檢討的地方，那麼所有相關的醫療部門：放射腫瘤、血液腫瘤、病理科、外科，還有放射科，就應該舉行一個Cancer Community的多專科會議，一起開會討論，對這位病患應該做什麼樣的處置。若要手術的話，應該開什麼樣的刀等等。初步決定之後，再向病人與家屬說明，並徵得對方的同意。

另外，開完刀的病理報告出來後，也必須針對病理報告開會，請病理科醫生出來說明，確認病患該轉往放射腫瘤或血液腫瘤科？建議該用什麼樣的藥？用此種藥物的考量原因為何？若使用放射治療，原因又是什麼？該接受多少劑量？

確實執行每個環節，患者的病情也得到穩定控制後，完整的檔案就會收歸到「癌委會」組織下進行疾病登記，做疾病的分類登錄，同時進入「個案管理」便於定期追蹤。之後再上傳到政府的醫療單位，方便院內及院際進行醫學研究。

國家每年發佈的台灣癌症十大死因、十大發生率、男女的發生率，以及跟往年有何差別等資料，都是依此統計出來的。所以，這也能作為未來衛生政策訂定的依據跟標準，進而建立一個由小處到大處，落實而健全的醫療體系。

第七章

癌症的全程照顧

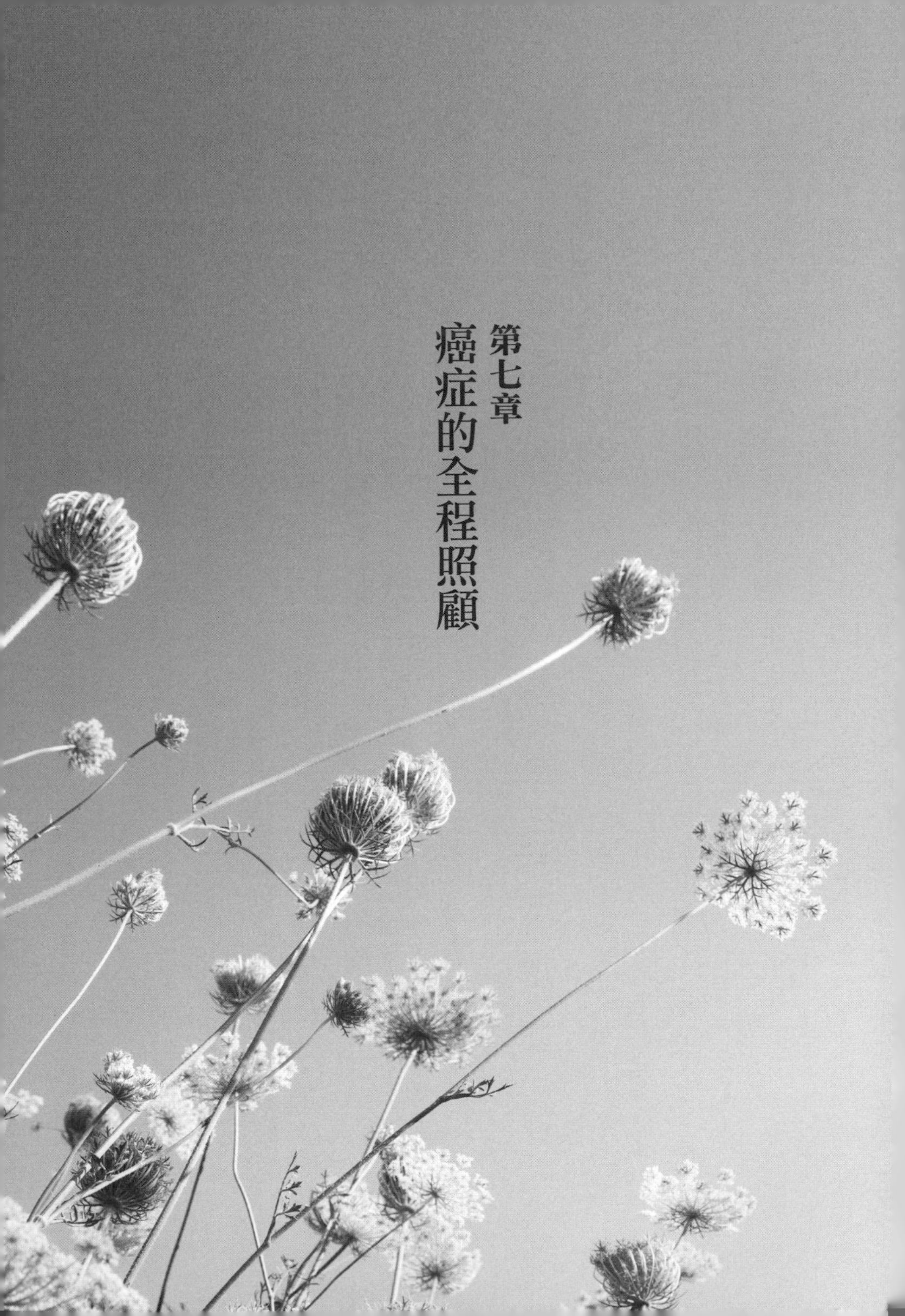

第七章　癌症的全程照顧

治療的目的不僅止於是否痊癒，而是如果無法痊癒，醫生在患者往臨終邁進的過程中，是否能讓患者舒適地過最後的生活？負責癌症病患從頭到尾的治療與照顧，才叫做癌症的全程照顧，這也是身為腫瘤科醫生的核心價值。

癌症醫療的兩大部分

癌症的醫療過程包含了兩部分：一個是癌症「治療的周延性」，另一個則是「看護的完整性」。

所謂「治療的周延性」，就是運用臨床上可用的所有資源，提供病人一套完整而細緻的治療計畫。

首先要考量病人的身體狀況，注意他現在腫瘤的期別，找出目前對其最有效的治療方法，為病患量身訂做一套統合式的治療計畫。在治療過程中，還要隨時檢視治療方式對病人的療效，透過儀器檢查去確定目前提供給病人的是否為有效的治療方法，讓治療效果可以被期待。

在醫療過程中，醫護人員必須相當仔細地去注意病人身體的變化，醫生得適度地依照病患的反應來調整藥物、劑量或頻率，以提高醫療的細緻度。當有效的治療到達一定程度，就可以用「定期回診」來追蹤病患病況，也就是檢證醫療計畫是否夠細膩、是否適合病患。

可是，當治療無法幫助病人回復先前的生活時，醫護人員就應該提供一套能讓其安心舒適的選擇，這就是所謂「看護的完整性」。

如果已經找不到更好的治療方法，或是病人再也沒辦法忍受治療的副作用，甚至即將不久於人世，這時就必須詢問病患或家屬幾項可能會出現的問題：

第一、要不要插管？

第二、要不要進入加護病房？

第三、要不要急救？

第四、要不要回家？

我們也可以將病患轉到安寧病房，讓宗教師、護理師和心理師，為病患與家屬做一些心靈的慰藉以及哀傷治療。因為，**死亡是一段漫長的過程，負責癌症病患從頭到尾的治療與照顧，才叫做癌症的全程照顧。**

在到達生命終點前的這段日子，對病患或家屬來說，都是艱困而難熬的。如何讓病患在最後的日子裡被好好對待，我覺得這部分相當重要。無論人的一生是尊卑貴賤，所有人到最後都必須離開，同樣的，所有的死亡也都需要被尊嚴地對待。

絕對不能忽略最後一段時間的照顧，要想辦法讓病人快樂的日子多一點，痛苦的日子少一點，這是我一再要求醫療團隊的事。如果病人真的無法痊癒，我們可以使用藥物、用臨床上的方法來幫助他，緩解他的疼痛或不適，讓他在癌末生活忘卻疼痛，擁有快樂，甚至可以幫助他完成想做的事情。

「讓病人快樂多一點，痛苦少一點」一直是我擔任腫瘤科醫生的最高指導原則，也是我最常說的一句話。

被遺棄與絕望的心理

到我這裡看診的人很多，有的人留下來治療，有的人會到別的地方去，尋求他認為更好或更大的醫院。當病人被診斷存活率不高時，家屬常會急著想轉到其他醫院再做檢查，我的門診也有許多因此轉過來的病患。

從前的交通不如現在發達，一些住在離城市較遠的病患及家屬，像廖阿嬤和她孫媳婦就是這樣，每次都一定要在清晨四五點出門搭火車，趕著看九點的門診，就為了打上一針或做兩小時的化療。每每太陽還沒出來就千里迢迢趕到醫學中心，直到太陽下山了還沒回到家，這樣的日子過了半年，身體卻不見起色。

因為自己曾是癌症病患的家屬，很能體諒身為家屬的急切與焦慮。對我來說，是誰來照顧並不重要，重要的是只要有人願意照顧，我都覺得很好。所以當病患去詢問第二、第三意見時，我都歡迎，因為這是很正常的事情，醫生不應該介意的。

在醫學中心就診半年後，廖阿嬤的孫媳婦帶著阿嬤來我的門診就醫，連同過去的醫療紀錄全都準備完整。因為阿嬤的身體狀況已經不是很好了，原以為是孫媳婦怕阿嬤禁不起長期的路途奔波，決定擇近就醫。但詳細一問，才知道她竟然是被醫學中心軟性逐出。

「應該是醫生看阿嬤的身體狀況愈來愈不好，沒有明白對我們說。原本只是一直要我們把阿嬤帶回家，不用一直來看診了。但是我先生堅持想讓阿嬤住院，結果對方就說醫院的病床已經滿了，沒辦法安排阿嬤住院。」坐在病床旁邊，孫媳婦緊握著阿嬤的手，紅著眼眶告訴我。

躺在床上眼睛緊閉，佯裝休息的廖阿嬤心裡一定更不好受，因為竟然被自己信賴的醫院這樣對待。我拍拍孫媳婦的肩膀，要她堅強，也別把自己累壞了，要有體力才能照顧病人。

轉身出門，我想到多年前發生在外科的另一件事情。那女孩是外科的一個病人。

怡琪曾經是一個開朗的女孩，但罹患癌症後整個人都變了，每天坐在輪椅上，兩眼直直地望向窗外的天空，誰跟她說話都不搭理，封閉在自己的世界裡。

有一天，她推著輪椅搭電梯上了十樓，然後慢慢地爬上頂樓，從頂樓的大陽台躍下，結束了自己的生命。

大家非常震驚，因為從十樓到頂樓之間並無電梯，沒有人知道當時無法走路的她是怎麼上去的。但她竟然能獨自撐著久病的身軀，靠著意志力一階一階爬上樓梯，然後落下。

也許，怡琪真的活得很痛苦；也有人說，她覺得自己的生命已經沒有活著的價值了。但我感到很惋惜，如果當時她身邊有人，能讓她明白生命還是值得珍惜與期待的，或許她就不會那麼傻、那麼衝動，可以將意志力轉化在與醫療團隊一同抗癌上。

保有病人臨終前的尊嚴

身為腫瘤科醫師，我經常告訴其他醫師和患者一個觀念：**「要死很容易，但問題是不可能會馬上就死，因為死亡仍是一段過程。」**

在一些關於「全程照顧」的講習上，有人會疑問：「那些癌症末期病人的病會好嗎？」照情況來說，有些是不會好的，但我們還是不能就這樣放棄治療和照顧。

「既然不會好，幹嘛還要花心思治療和照顧？」又有人會問。這當然是可以選擇的，你也可以選擇不要治療。

不過問題在於，癌症患者並非停止治療馬上就會死，而是從停止治療到死亡的過程中，會有許多的痛苦。所以，**治療的目的不僅止於是否會痊癒，而是如果無法痊癒，醫生在患者往臨終邁進的過程中，是否能讓患者舒適地過最後的生活？**

在這段過程中，誰來照顧病人？誰來創造這個過程的價值？誰會注意到過程中的人性尊嚴？誰會注意到過程中，家屬與醫療團隊「合力」的問題？這個過程是很重要的，絕不能輕忽，也絕非「死」或「不死」的一字之差而已，這就是世界各國都在推廣「安寧療護」的一個重要目的。

因為醫療方法與技術的進步，癌症的治癒率超過了百分之五十，但剩下不到百分之五十的人，仍會面臨最後的問題。所以，站在醫療本業的立場，在癌症的醫療上，醫師們都應該照顧到最後這部分，這才算是做到身為癌症醫生的核心價值。

我們做的事情，與別的行業並沒有不同，但癌症治療是一個較長期的醫療過程，無法一做完就知道有沒有效。許多人會忽視這一點，希望療效能立竿見影。醫師自己絕不能不知道，**癌症醫療不僅是一種醫療，還包含了許多面向，所以必須兼顧病人和家屬身體上、心靈上的需求與健康。**

癌症醫療團隊應該提供一個什麼樣的服務？怎麼照顧患者生命的尊嚴，還有家庭倫理的問題？醫生們，想辦法**讓病患「快樂多一點，痛苦少一點」吧，這就是癌症全程照顧的精神。**

對於我的病人，我的原則是，即使已經找不到好的治療方式了，也一定要照顧病人到最後。在這裡，我可以很驕傲地說：我從來沒有拋棄過任何一個病人。

給癌友們的圓夢之旅

大部分的癌症病患在診斷確定後，就得面對一連串緊迫的治療。從得知自己罹癌，到治療計畫啟動的這段期間，不管在身體或是心靈上，病患也會因為生活丕變，而感受到非常多痛苦。

當「死亡」這件事離自己這麼近的時候，很多人都會開始思考自己的人生，以及這輩子還沒完成的夢想。其中，出國旅行就是癌症病患一個微小卻又遙不可及的夢想及遺憾。

「如果還能再出國一次看看……」

「如果可以的話，我好想再帶著生病的爸爸出國一趟……」

「活下來就已經是奢望了，哪敢希望自己這樣的身體還能出國去玩？」

在病床或診療間裡，經常都會聽見這樣的感嘆或洩氣話。

於是，我便將這個任務一直放在心頭，並開始規劃如何為我的病患或家屬圓這一個夢。

從未出過國的戴奶奶，當她知道我有這個想法時，雀躍不已。那時她已經快七十歲了，這一輩子卻從未出過國。我告訴她，出國的時候我會陪在身邊照顧他們，所以要放心、盡情地享受旅程。然而，戴奶奶還來不及等到那一天，尚未成行前就因病情惡化而離世。

我想起她憔悴的病容，還有因希望而發光的眼神與久違的笑靨，心中真有說不出的難過。為了讓其他癌症病患不再留下相同的遺憾，在二〇〇六年十月，我為癌友們籌辦了一次琉球圓夢之旅。

偕同兩位醫師、四位專業護理人員及兩位社工，我帶領著二十位癌症病友和七位家屬，一起啟程前往日本琉球，四天三夜的旅程完成了癌友們的夢。

七十三歲的邱阿嬤，因為關節退化造成行動不便，她和戴奶奶一樣，這輩子從來沒踏出過國門，很想坐上飛機。一開始我們邀她同行，她客氣地婉拒了，因為她覺得自己行動不便，會拖延其他病友的行程。

因為醫護人員熱情的邀約，她終於答應一起參與這趟旅程。坐著輪椅的邱阿嬤，幾乎忘了自己為什麼要拒絕這個熱情的邀約。一路上，看見病友們互相扶持，在醫護人員細心體貼的照料之下，她感動得除了感恩之外，幾乎什麼話都說不出來。

另一位因為大腸癌轉移至骨頭與肝臟，也需要靠輪椅代步的李太太，因為自己的身體狀況不好，對生活周遭的事物提不起半點興趣，甚至打從心裡放棄自己，自我封閉了許久。在女兒的勸說和大夥兒鼓勵之下，李太太終於參加這次的旅行。

在旅程中，她認識了許多和她病況相同的癌友。看到大家都這麼努力接受治療，雖然過程中痛苦很多，但大家似乎都更有精神去面對，所以回來後，她對醫院安排的各項治療的配合度增加，對其他事物也積極了許多，彷彿生命重新有了新的起頭。

此次旅行，讓癌友們重拾對生命的信心，與追求幸福的情感，也讓病友在經歷辛苦的治療之後，能更勇於面對外來的挑戰。這更讓我堅信自己做得沒錯，於是，我決定以後每兩年就要舉辦一次國外圓夢旅行。

勇敢做自己想做的事

由於第一回的旅行圓滿達成，經過報紙報導，以及癌友、病患家屬間的口耳相傳，一些沒參加到的患者紛紛來詢問醫療人員，於是在二〇〇八年的夏天，我又與醫療團隊策劃了第二回的五天四夜圓夢之旅——「四都物語」。

這一次，我們計畫帶領癌友與家屬，同遊日本歷史悠久的京都、大阪、奈良與神戶，參觀古剎名社，讓他們在幽靜怡然的旅程中得到心靈上的療癒。

邱爺爺身上背著兩個癌症——大腸癌合併肝轉移，幾乎所有的藥都試過了，但因為他肝轉移滿厲害的，身體的狀況不好，以至於醫療效果也不是很好。

那時在患者等候區還貼著第一次圓夢旅遊計畫的海報，他總是流連在布告欄前看了又看。隔了一年，知道我們要舉辦第二次的國外旅遊，他難掩心中的亢奮，很想參加卻又遲遲不敢申請。邱奶奶看在眼裡，心裡暗忖，要是錯過這次，怕下次就沒機會了，於是她決定報名，鼓勵爺爺參加這次的旅行。

玲秀媽媽是膽道癌，在來到仁愛醫院之前，膽道都被堵住、黃膽很嚴重，後來我為她做了放射治療與化療，運氣很好，不久後黃膽慢慢退了，她的體力也愈來愈好。就在病況得到控制的時候，她看見我們舉辦第二次旅行的消息，說她也已經好久好久沒出國了，所以希望能跟我們一起去。

終於踏上旅程的那一刻，大家都很興奮，臉上也流露出在醫院時從未看過的光采。

從大阪到京都的時候，邱爺爺突然發現自己將藥遺忘在前一晚住的飯店裡，他非常著急，沒想到愉快的旅程中竟然發生這樣的事！另一位病友家屬幫他打電話過去，大阪飯店說可以立即將藥寄過來，但是當天馬上就需要服用的藥品，哪能等到明天才吃呢？

他慌張地跑來找我們，知道狀況後，醫療同仁隨即找到邱爺爺需要的藥給他。

為了讓病友們能夠放心地旅行，在出發前，所有可能發生的狀況，我們的團隊都已經開會討論過了。每位患者需要的藥品，我們都為他們備份帶在身邊，也事先與當地的醫院聯繫，萬一有什麼突發狀況，需要當地醫療支援的時候，就不怕找不到地方就醫。

我們的團隊，就是有這種無微不至的體貼與細心。所以，這次出國除了為患者圓夢之外，我也私心想慰勞一下辛苦的醫療團隊，希望他們能在旅行中好好放鬆，等待充飽電回到醫院之後，再以清新的心情陪病友繼續奮戰。

在國外的一些旅遊點，難免要走路，有位年紀較大的病人走不動，就告訴家屬說：「我在這邊的樹下休息就好了，你跟大家去玩玩走走，回頭我在這邊等你們。」家屬們難得出來透氣，就不勉強病人到處逛，於是自己跟著大夥兒走去。但難得的是，醫療團隊的同仁知道這樣的情況，就自動自發地留下來陪伴他。

對此我真的很感動，這就是我們的團隊！總是將病患放在心上，旅途中也沒有忘記自己的職責，在這種細微的小地方做到無微不至。

回國的前一晚，我們為大家開了Farewell Party，讓他們說一說這幾天所接觸、感受的事情。聚會中，大部分的病患都說，沒想到自己生病之後，還能有機會出國。會末，團隊也為大家準備從奈良東大寺求來的平安符，希望他們都可以順利渡過難關。

回國後，邱奶奶談起這趟旅遊，說她跟爺爺在出國前，其實一點信心都沒有，在出發的前一晚還告誡邱爺爺說：「一定要準備好，不然可能撐不過五天。」但結果令他們驚喜。「這真是一趟充滿幸福與驚喜的旅程，讓我與邱爺爺在抗癌的歷程中，有了稍微透口氣的機會。」

玲秀媽媽在旅程中也十分盡興，還開玩笑說自己甚至吃得比我還多。但因為她的病本來就不好控制，回來沒多久就病情惡化，惡化之後很快就走了。

腫瘤就是這樣，一旦有新的問題出現，如果找不到適合的方法治療，病情惡化的速度非常快。她自己心裡也很清楚，知道可能過不了這一關，因為最有效的治療我都幫她做過了。

從發病到離開，她又多活了一年多，最後她說自己真的很開心，因為在這之前，她還是做到了自己從沒想過的夢。

這就是我想帶給病患的生活品質，也是我對病人與家屬微薄的一種回饋。看到病患及家屬這麼開心，旅途中也見到了他們好久不曾展露的燦然笑顏。大膽、放心地去圓一場夢，不管回來之後還要面臨多大的挑戰，我都希望他們能在旅程中有所獲得，這就是最值得的事情了！

得了癌症又怎麼樣？即使不得癌症，誰不會經歷生、老、病、死？

重要的是，每一天是不是盡情地活著，而非只是等待死亡的降臨。即使人生只剩下一天，我們都要學習去尊重、善待自己與他人的生命。

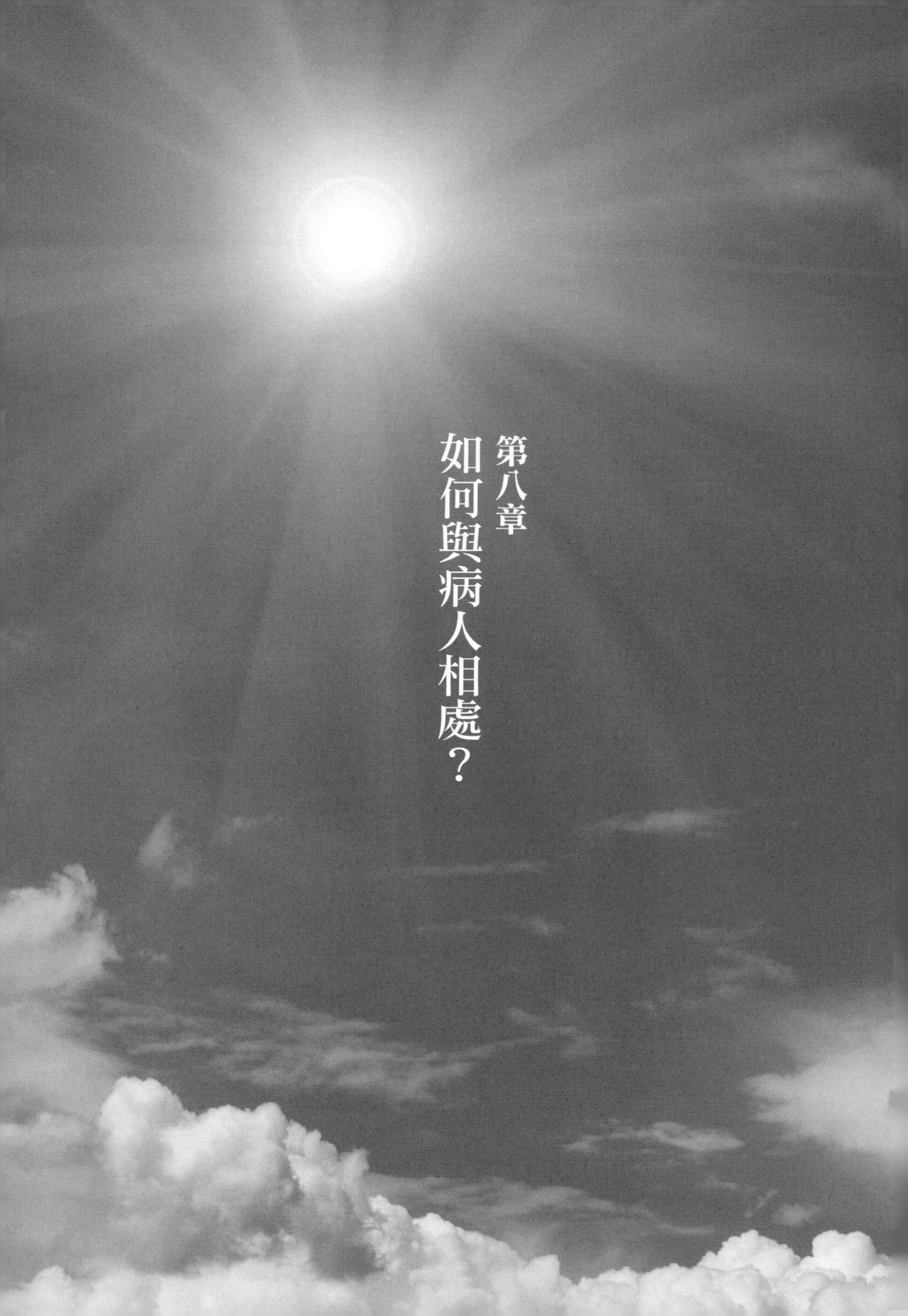

第八章 如何與病人相處？

第八章　如何與病人相處？

不是病人的人無法親身體會，他們面對癌症時所承受的壓力與恐懼。提供溝通的管道和心靈上的支持，用愛陪伴他們走過一切，同時，以病人的生活品質和情緒為優先考量，給他們更多的人性化體貼與尊重。

癌症帶來的心理壓力

每個人在得知自己罹患癌症的時候，大多都會經歷否認、憤怒、對生命討價還價、沮喪，直到最後接受的幾個階段。

大多數癌症病友在經歷這些心理過程時，都很難受，不過反映在某些病人身上卻特別明顯。當他們進到腫瘤科看病、回診、追蹤時，除了生理上的不適之外，心理壓力總是特別大，為什麼？

有些病人到了醫生面前，就回想起之前那一段痛苦的治療過程，不由自主地因恐懼而產生噁心感；有些患者，一踏入醫院就渾身不對勁，即使身體已經痊癒了，心理壓力仍大。

也有很多病人每次追蹤檢查，在回來看報告的前一天晚上總是失眠，因為心裡害怕隔天的報告會出現自己不想接受的結果，所以回診時心中恐懼焦慮。

我發現**特別是女性病患，她們對自己預期的結果總是比實際情況嚴重。**說到癌症，很多病人都有「癌症就是絕症、就是會死」的想法，在預設立場的狀況下，病患的期望值相對較低。事實上，最後治療的結果遠比想像中要好很多，由於這個結果不在病患的預期之內，所以即使醫生一直說沒這麼糟，他們還是會不斷存疑，而且出現一些奇奇怪怪的症狀。

羅莉是乳癌的病人，每次一回來做檢查就說自己胸痛，或深呼吸時感覺空氣卡在胸口等很多症狀，為她做了檢查卻沒有發現什麼問題。在與羅莉深談後才發現，原來是她自己的心理因素所造成的恐慌，因為她不認為自己可以好起來，就預期有很多不好的症狀會發生。

後來，我便以較輕鬆的方式為她做說明，以舒緩她的緊張情緒。

「怎麼可能會這樣？我的狀況怎麼可能會這麼好？」羅莉蹙著眉懷疑。

「就是啊！就是這麼好啊！不然我拿數據報告給妳看。」取出報告，我逐條翻譯並解釋給她聽，「這個是『No』，No妳知道吧？N-O，就是沒有……的意思。這個也是『No』，也是沒有……的意思。」我一項一項認真地說給她聽。原本還翹著嘴的她，最後就笑了出來，心裡的壓力和緊張也釋放了。

劉齊是個將生活細節打理得有條不紊的人，可能是因為事事謹慎的緣故，當他被診斷出疑似腫瘤的時候，整個人陷入精神緊繃的狀態中。跟其他人一樣，等待報告期間他十分難耐，好幾次在醫院的走道遇見他來探問結果。一見到我，他便裝出巧遇的樣子，說：「院長，我剛好到醫院附近來辦事情。那個……請問我的檢查報告出來了嗎？」

我明白病人這種心情上的焦慮與煎熬，所以若我們早一點知道病人的報告結果是好的，就會盡量在他回醫院前想辦法先通知他，以減輕病人等待的壓力。在知道一切正常時，通常他們都是滿心感激。

找到溝通的管道，與支持的方式

其實，和病人溝通的過程中，有時也會發生一些狀況外的事情，或是病人無法完全了解醫生的語言，需要透過家屬來溝通。

我曾經和病人面對坐著，當我向他說明病情時，站在病人身後的兒子就得把相同的話再講一遍給病人聽。雖然我們三個人講的都是台語，但是必須透過兒子再跟他講一次，病人才能聽得懂我在說什麼。

這不是病人的理解力不足，也不一定是因為教育程度不高，病人只是需要身旁的人，將從醫師這頭接收到的資訊，轉化為較簡單、或病人聽得懂的詞語；也或許是病人對於病情的事實，不見得能完全接受，透過輔助溝通，子女就能以了解和可以承受的方式，再跟他說明一次。

必須經由某個特殊的人重複醫生的話，病人才聽得進去話裡的內容，聽懂之後進而願意開始接受治療。**家屬是最了解病人的人，身為醫生一定要有這個耐心與理**

解。

除此之外，提供病患心靈上的安全感，讓他們可以放心接受治療，也是很重要的事。所以醫生必須時時站在病人的立場，設身處地思考，才能讓病人樂於配合醫療。就像我們成立的病友會，它在醫療過程中也是不可或缺、能協助醫療的重要團體。

這些親身歷經過癌症治療的病友，治癒後又樂意回到醫院擔任志工，幫助其他正在接受醫療的病患。**病友協助是很有效的方法，因為他們能和病患感同身受，講的語言相同、內心感受相仿；醫生講的話病人有時不見得能完全接受，但是病友卻能很快觸動病人的內心。**

很多病人無法接受自己罹患癌症的事實，會一邊抗拒自己生病的真相，一邊覺得自己為何要輕易相信醫生的話？也有醫生曾被情緒高亢的患者質問：「你講了半天，你自己有接受過化療嗎？」的確，多數的醫生沒有親身經歷過這些事，但為了讓患者願意配合接受治療，病友會志工的力量，總能讓醫療推動的過程更加順利。

這些都是與病人相處的好方法。在治療過程中，**如何安撫病人、讓他們保持平穩的心境去接受治療，對醫生來講是一個很重要的課題。**

用愛，陪他們走過最後

真正到生命最後的那段時間，其實很多人是不害怕死亡的。**比起死亡來臨，他們怕的反而是「知道不會好」到「死亡」中間的那一段過程。**

這是還沒走到這一步的人很難想像的事情。試著想像一下，如果有人對你說：「再過一個小時就要槍斃你了，我現在問你，有沒有什麼遺言要說？」這剩下的一個小時，你會是什麼樣的心情？

我們當然無法知道，自己面臨死亡的時候會是什麼樣子，所以許多人不明白，這個期限對癌症患者來說，是多麼巨大的焦慮，只有跟病人接觸的醫生能體會。有時候，那段過程的煎熬，甚至遠大於死亡帶給他們的壓力。

曾經有一位安寧治療的醫師，為了讓病人徹底面對即將「死亡」的事實，居然跑到病床前對著病人說：「你只能再活三個月，你知道嗎？」這件事情發生後，病人心想，反正自己就要死了，於是飯也不吃，開始絕食，沒兩個星期就走了。就我看來，這種不必要的心理壓力，又何必讓病人承擔呢！不過這種狀況現在應該很少了。

跟癌末病人相處時，我會避免向病人提及將要度過的這段歷程，不要給他「起點」與「終點」的想法，也不要告訴他大概哪時候會死。病人的身體如何，他自己怎麼會不知道？有時他們自己會提問，半信半疑，之後又隨即否認自己的猜測。遇到這種情形，我也會盡量不讓他知道即將要面對的結果。可以換個方式說：「你講這個還太早啦！」或是「時間到了，我自然會告訴你。」

就算治療已經沒有效果，我們也不需要告訴病人真的沒辦法了，或許可以說：「已經打了那麼多次了，你體力也不行了，我們先休息一下，等體力養好一點再繼續努力。」

照顧癌末病患，醫生大概都能知道病人最後會因什麼而死亡，病情不斷惡化，知道他一定是等不到那個點。當時間到了，死亡很快地發生，病人沒時間和體力產生恐懼，就這樣離開，所以，讓病人一直保持愉快的心情，會比給他一段等待死亡的焦慮更好。我也會告訴家屬病人離開的大概時間，跟他們說：「時間要到了，你們放手讓他走就好了。」

如果生命終會畫上句點，可以跳過中間那一段恐懼，病人也不用浪費精力和多餘的擔心，最後離開時就能較為平靜。

知道實際情況的家屬也明白這一點，只需要以愛相伴，即使過程艱難，也不會增加無謂的心理負擔。

我發現家族關係較差的人，像是害怕病人離開後留下遺產分配的問題，就會去告訴病人：「你差不多了，該簽一簽了。」「該過戶的趕緊過一過。」真正關心病人的人，反而會自己將悲傷承攬下來，陪在病人身邊給他鼓勵，寧可走出病房之後放聲哭泣，也不願意讓摯愛產生焦慮或擔心。

真正愛病人的人，都認同我的想法，他們也傾向如此對待病人。無論如何，**在癌末的這段時間裡，不管是家屬或醫生、社會機構或政府，都應該要花費更多的精神與關懷，來幫助他們克服這一段難關。**

數據不是唯一的標準

有些醫生，會拿「兩年存活率」、「三年存活率」之類的數據，作為對病人或家屬說明的指標。在我看來，這是多餘且沒有太大好處的。如果對他們說：病人的治癒率只有百分之十，他們回家後怎麼睡得著？

「這個病到底會不會好？」「會好的話，才願意接受治療。」相信很多病人或家屬都會想這樣問醫生。我在前面的章節提過，如果抱著這種想法，有一半的癌症都是不可能治癒的，但是，難道不會好，就不用治療了嗎？其實，真正的重點是在於「不會好」到「真正離開」那一段時間的過程啊！

現在，有很多病人都討厭看到「存活率」這個東西，但資訊發達後，只要在網路上用關鍵字搜尋，就能看見一大堆相關資料。但**其中最大的問題，就在於我們無法分辨哪些是正確的、需要的，只會從文字表面去解釋「五年存活率百分之二十五」，卻不知道其背後隱藏的意義。**

如果癌症只看治癒率，那存活率低的疾病，醫生還能給病人什麼希望呢？

就我個人的觀點而言，只要醫生覺得使用某種藥物（不是為了推銷藥品或創造個人業績），對病患是絕對有幫助的，就該往好的地方講，以提高病患求生的意願。唯有病人願意接受治療，才有機會改善病況，給病人希望，讓他覺得：「我這個病或許還不到那麼壞的地步。」

如果用哪一種藥物或治療方法都沒有效，或是對病人沒有任何幫助，那麼要不要治療，也能以此作為參考。

我經常說，不要認為現在科技進步，只要肯花大筆金錢，就一定能將癌症治療到如何良好的程度。其實，很多時候可能只是將病人僅能活九個多月的生命，延長為十三點五個月而已，但從統計數字看來，這樣的結果卻有很明顯的差異，所以這是問題角度與立場的不同。

現在的治療工具已經比從前增加許多，也多了許多組合的可能性，更容易找到最適合病人的治療方法。雖然在大群體裡，只有9跟13.5的差異，但對病人來說，因為不同的組合，他得到了一個最好的、最有效益的治療方法。**這也就是為什麼數據已不能再被當成唯一基準的原因。**

以病人的生活品質為優先考量

做任何治療，最好都要以病人的生活品質為考量。

以肺癌為例，假設現在有兩種藥物治療的方法，但這兩種治療方式的內涵卻大不相同。使用A種藥物，病人存活的時間有三十六個月，而B藥只能存活十二個月。

該以什麼標準來看哪一個較有效呢？如果以「五年存活率」來當標準，這兩種治療結果都是一樣的，存活到五年的機會都小於百分之十五，並沒有差別。但若是以一年的存活率，或平均存活時間來計算，那就有很大的差別。

這就是我所說的「更好的方式」。就算病人的長期存活率只有百分之十，我們還是可以跳過存活率告訴病患，現在有兩個治療方式，A方法與B方法，而「沒有症狀的、時間較長的」會是哪一個。

雖然兩種治療方式對病人而言，長期存活率都差不多。但如果有一組藥能讓病患在前十八個月都沒有症狀產生，而另一組卻只有前五個月沒事，剩下的十幾個月卻都有症狀產生。哪一種比較好？當然是第一組，因為病人的生活品質較佳，活得也比較有尊嚴。

舉例來說，就像骨頭轉移的病人，無論醫生怎樣治療，如果癌細胞沒辦法完全控制，那病人兩年後依然會死。但是不同的治療方式，卻能讓病人在最後兩年裡活得截然不同。一位病患在接受治療後，即使身上仍帶著腫瘤細胞，他依舊可以上班、可以出國，保有好的生活品質，因為骨頭轉移並不容易致命。但是，另一位不願接受治療的病患，可能在這兩年間就出現了病理性骨折，最後只能躺在床上一直到離開。

試問，這兩種生命的價值有什麼差別呢？倘若是你，會怎麼選擇？

所以**癌症治療的結果該用什麼去評估？**其實在於評量的角度，而不是在於花費多少錢，也不完全以治癒率或存活率有多高來計算，**應該以病人「存活時間的生活品質」作為標準。**

有品質的生活，代表這個治療對病人是有好處的，就是「Quality of Life」。而腫瘤科醫師應該以讓病人「在有品質的生活狀況下」活得更久為目標而努力。

離去的時刻，請想想：如果你是他

歷經癌症的治療過程，醫生與病人也會從陌生到熟識，彼此建立信賴與信任關係。很多時候，病人會主動對我提起，希望我在他離開的那個時刻，為他們做什麼樣的處置；也有好幾個病人告訴家屬：「最後要做什麼處理，問院長就好了。」

我當然不會去推辭他們的懇求，沒有人第一次遇見這種問題，還能從容面對。這麼多年來，我明白很多即將要離開的病人，反而捨不得麻煩家屬，因為他知道家屬所受的心理折磨並不比自己少。尤其在最後一刻，急救與否的問題太常困擾家屬了，他們沒有經驗，也難以啟齒詢問。

有些家屬會做很多無意義的步驟，都已經到最後了，還要求醫生做緊急的插管或電擊急救，以消除自己的罪惡感。他們說：「我該做的一定要做啊！」但他們卻不明白，這只不過是為了消弭自己心理上的罪惡感，卻讓病人在身體和精神上都受了更多的苦。

該或不該？這在很多人心理和實際狀況上，出現了很大的衝突。

行醫這麼久，我發現唯一的答案，就是讓家屬問自己：「如果你是他，你願不願意這麼做？」如果你知道目前的狀況，就算插管也只是多痛苦兩天，你還願不願意？這樣的問法對家屬很受用，因為在那個時刻，很多人都會情緒崩潰、失去頭緒；也有很多家屬慌亂了——不救，會被親戚們罵不孝；救了又要讓病人孱弱的身體再插上一堆管子，內心出現道德上的掙扎。

我個人認為，如果可以讓病人不因為一些世俗觀念或旁人的看法而多吃苦，那就是功德一件。所以在跟病人溝通時，除了多傾聽他的想法之外，我還會告訴病人：如果我是他，可能會怎麼做決定。我隱約感覺得到，病人在離開的時候，對於這些方法與建議，他們是打從心底感謝的。

溫暖與動人的感謝

曾經有一次，有位婆婆為了表示對我的感謝，將我的名字列入遺囑財產分配的位置裡。事後婆婆的兒子來告訴我這件事，我著實嚇了一跳。或許是在婆婆最後的那段期間裡，她經常握著我的手說：「你真是個好醫生哪！」她的過世雖在意料之中，但想起來還是感傷。我對她兒子說：「沒有、沒有，那真的是婆婆的好意，我心領就好！」然後便簽名放棄。

每到十二月底，我們醫院腫瘤科的走道兩旁總是擺滿聖誕紅，繽紛亮眼，這也是有一段小故事的。另一位老太太，她要求在國光花市工作的兒子，在她過世後，每年聖誕節都要送花到這裡來，前後持續有五年左右吧！

每年送花來的時候，我總是跟他說：「這是老人家的心意，我們都明白。老太太都已經走這麼久了，你就不用那麼認真，不用客氣了。」兒子非常孝順，總是回我說：「這樣不行啊！主任，我媽老是跟我說，最後那段時間有主任你這樣照顧她，是她很大的福氣。送花是當然要的！我媽生前交代的事情，我一定要把它做完！」

最近又有一位病人，因為在我這邊接受了好一段時間的治療，感念在心。回去林口之後，一直嚷著要南下送水果禮盒。前陣子她走了，臨終前還不停地叨唸著這件事，始終記掛在心。所以她的一對兒女特意驅車來見我，述說母親臨終前的掛念。雖然只是一個小小的禮盒，但他們無論如何一定要完成母親的心願。

聽著這些話，在場的工作同仁們無不動容。我心想：真是一對孝順的兒女！於是我將這盒水果與全科照顧過她的同仁們分享。這樣的情分對我來講，才是真正的醫療價值與有意義的事。

回想起十多年以前，是我還在三總的時候吧，也經常會有病人或家屬送一些糕餅、肉乾等禮品，我除了與科裡的同事分享外，就是帶回家。關於「收不收禮」這件事情，我的想法是：紅包是絕對不能收！但若是病人或家屬有時送的一盒餅或當地名產，代表他們的好意，真要全部推拒也太不近人情，不收就辜負了人家的好意。

最初太太知道正在品嘗的，是已經離開的病患請家屬送來的東西時，心裡會有些小疙瘩，因為之前她從不曾深入接觸過這樣的行業。後來這種事情經常發生，她本性就是個善解人意又具包容心的女人，馬上就能理解，那是為人子女為了完成父母親的一份心願，她也開心接受，也更加全力支持我所做的事。

上天給予的修行機會

照顧癌末病人是需要許多體貼與尊重的，我經常聽到有些年紀大的病患，期待地說：「如果我有一個當醫生的兒子，或是當護士的女兒，不知道會有多好！至少在我需要的時候，不會不好意思開口，也可以隨時找得到人。」

我深刻體會到，當我們在從事醫療，特別是照顧癌症末期病患，一定要盡量朝著這個目標努力。**癌末照顧的醫療必須有愛心、有耐心，要像病人的兒女或親人一樣，去關心、追蹤並給他們方便。在他們需要協助的時候，可以很輕易地找得到支援，也可以立即找到我們，快速給他幫助。**若能設身處地體諒病人，與他有相同感覺的話，這一段過程在心理上，反倒會得到另外一種圓滿。

我們醫療團隊每天面對著不同的死亡歷程，這是一般人很難理解的。有很多朋友會問我：「像你這樣工作壓力好大，每天回家後都是愁眉苦臉的吧？」

不！對我來說，在工作中幫助了很多病人，反倒讓我生活更加充實。我很愉快啊！至少我是心安理得的，也從未後悔過。

死亡無可避免，每個人終將會離開，我是個醫生，我是人，不是神！我沒辦法為病人阻擋掉每次死亡的來臨，我所能做的，是成為他們生命最後一段的引渡者，陪伴病人走過。**我曾實質地幫助過他們，為他們保住了生活的品質，讓他們活得有尊嚴，就我個人來說，這才是無價的。**從事醫療這個行業，讓我更認定，常存慈悲心是非常重要的事情！

我一直認為能當個腫瘤科醫生，是上天給的機會與恩惠。我經常說，我們不需要到特定的地方去，醫院就是最好修行的地方！我也經常以此勉勵我的醫療團隊——一般人得不到這種機會，他們得去廟裡、或找盡各種方法才能修行，可是我們很容易。我們身邊都是需要幫助的人，又何必去當一日志工、去幫人家燒那麼多香？尤其是在腫瘤科，重症的病人需要更多的幫助，我們能做的事情就更多了。所以醫德不好的人，理論上應該是天理難容的，我們應該時常心存感激，自己有機會可以幫得上忙！

在行醫的修行中，我感謝所有讓我生命更加柔軟與堅韌的經歷，因為我從它們所得到的，比我所能給予的東西更多。

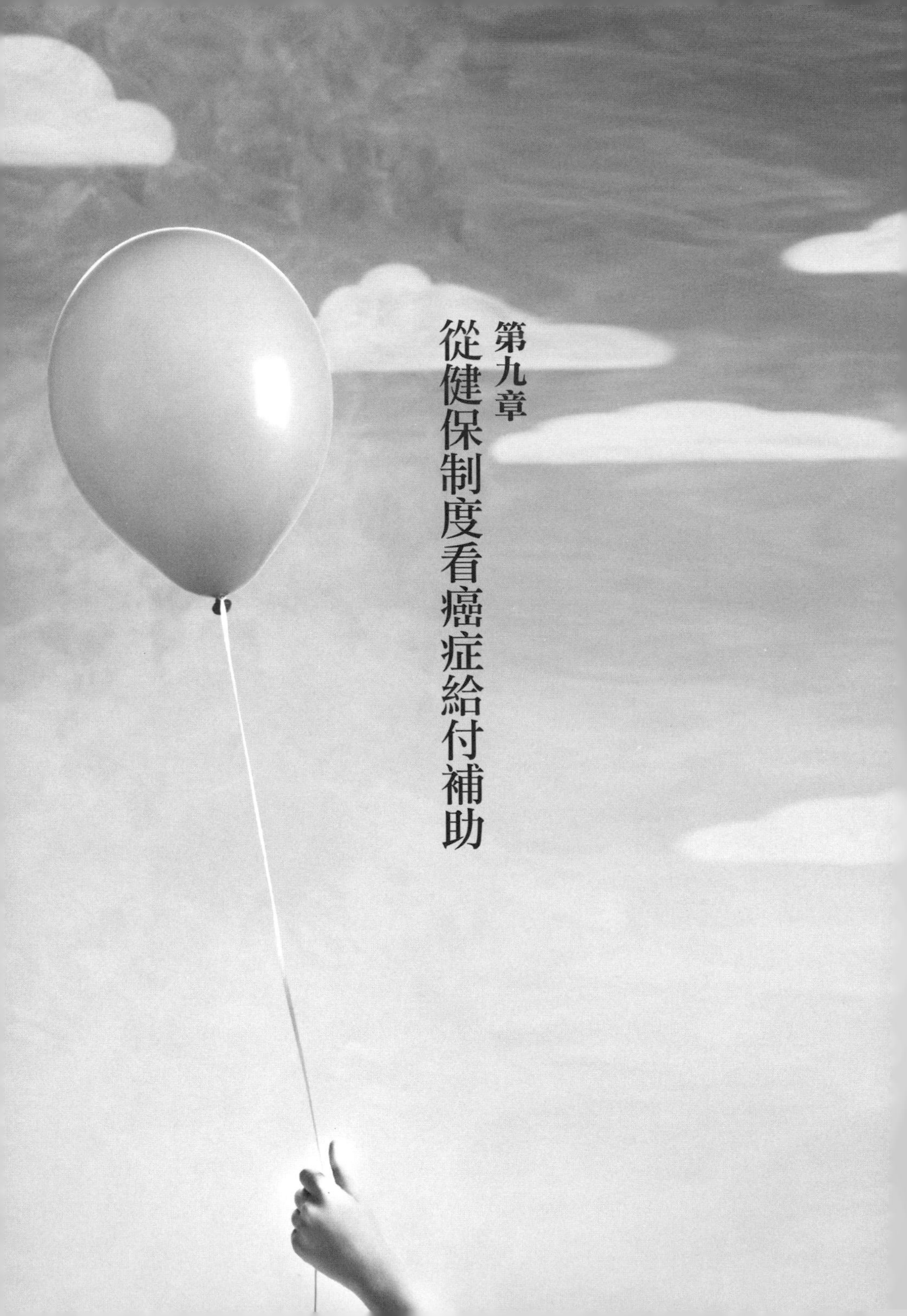

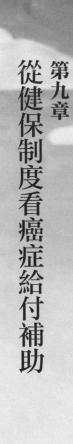

第九章 從健保制度看癌症給付補助

第九章　從健保制度看癌症給付補助

被浪費、分散掉的醫療資源，
造成重症患者無法得到健保應有的給付，
而許多需要自費的高額藥物與治療，
也讓癌症變成了一種有錢人才生得起的病。

金錢或療效？自費療程的兩難

之前電視上有一個防癌保險的廣告，影片中的太太愁容滿面、表情凝重，推著吊點滴坐在輪椅上、面容憔悴的先生緩緩步出診療室，身後穿著白袍的醫生追了出來，對她說：「現在有一種癌症自費治療的新藥物，你們要不要試試看？」

每當這個廣告出現在眼前，都會使我感到非常不舒服。這是多麼不負責任的一句話啊！這樣的話怎麼可以輕易從一位醫師的口中說出呢？真令人不可置信。

但我相信，每天一定還是有許多醫生，毫不考慮地說出這樣的話。為什麼會這麼說呢？

對醫生而言，提供新資訊給病患並沒有什麼錯，但醫師如果沒有後續詳盡的說明，只是將問題丟給對方，這對患者和家屬來說，都是很大的壓力和煎熬，也是很不負責任且不道德的行為。

在先前的章節中，我曾提過癌症的治療方法包括：免疫治療、標靶治療、新生血管抑制劑與影像導引放射治療（做照射治療的同時可以進行電腦斷層影像觀測的治療機器，提高治療精準度。）等，這些都是能有效治癒癌症的方法，對患者來說是一項福音。只是，**無論患者採行何種治療方式，這些多數是健保不給付的自費療程，每月額外支出的醫療金額會高達十多萬元，對一般受薪階級的家庭來說，真的是一筆很大的開銷。**

如果醫生只是不負責任地開啟一扇未知的門，接下來患者的生活該怎麼辦呢？

劉太太的兒子建任剛從大學畢業，進入一般公司就職，一個月薪資大約兩萬八千元左右；黃伯伯的兒子是電子工程系畢業的，有專門技術，所以一個月有四萬多元。但是這兩個年輕人所能負擔的，卻和罹癌的爸爸、媽媽每個月須支出的醫藥費相差甚遠。

陳伯伯的女兒一個月薪水不到三萬，當爸爸的怎麼也不好意思向女兒開口。換個角度站在女兒的立場，她也很掙扎。她當然想救爸爸，只是醫療費用如此龐大，存款簿裡也沒有多少錢，該怎麼辦呢？

陳伯伯自己也很清楚，他知道生命很重要，但是自己沒有經濟來源，光靠老年津貼，生活早已入不敷出，如今這一病，怎樣才能不拖垮孩子呢？

醫生的責任不只告知，更應詳細說明

當然，健保給付的藥物並不是沒有，只是將範圍做了明確的規範，也許是財務上的考量，有些藥物甚至要到第二線治療失敗後才能給付。也就是說，患者必須先經過第一線和第二線的藥物治療，確認都無效後，才能使用第三線的藥物治療，但這將會是一段漫長的過程。

第一線的化療藥物如「健擇」（Gemzar）或「溫諾平」（Navelbine），在使用無效後，就換成第二線的紫杉醇類。如果用了紫杉醇之後還是失敗，才可以考慮用標靶藥物如「艾瑞莎（Iressa）」。（之前雲門舞集藝術總監羅曼菲小姐，自費使用的就是與「艾瑞莎」一樣，主要是攻擊上皮細胞生長因子的抗癌新藥「Tarceva」，也是一種非小細胞肺癌的標靶治療藥物。）

雖然某些標靶藥物健保也給予給付，但事實上，還有更多標靶藥物不在給付範圍內，患者只有自費治療一途。

而在健保的給付規定中，把一些有效的藥品放在第三線，患者得先經歷三個療程，經一再確認無效後，才能夠進入下一線。第一個療程三個月，第二個療程又來三個月。誰都知道，如果一位病人做了兩線的化療都沒有效果，還有幾個患者能等到第三線藥物呢？

明明這些免疫治療、標靶治療，與其他的化療之間並沒有衝突，是可以一起做的，卻因為健保給付額度和經費問題，患者得等到多次失敗後，才能接受第三線藥物的治療，這個過程對患者而言，是多麼艱難的考驗！當然，也許以後的給付標準會有所改變。

就像前面提到的廣告，雖然是保險公司為了達到宣傳效果，標榜「抗癌自費新藥」，打出免單據、免體檢、不問過往病史等，像黑暗中曙光般的標語，似乎只要繳了保險費，一切就都沒問題了。但是詳探究竟，真的這麼簡單嗎？

有一回巡房後，我與內人聊起這件事，她非常同意我的想法，說在很多醫院中，也常見到醫師問病患和家屬要不要試新藥的情況。「這樣問病患，簡直就是在折磨人家。如果患者的家境已經不是很好了，還丟給他們這樣的話，簡直就像是在責問他們：是『錢』重要，還是『命』重要？」

我經常覺得，**如果醫生不單只告訴他們訊息，還詳細說明做與不做的差別在哪裡，患者會比較容易抉擇。沒有必要讓病患和家屬經歷這樣的煎熬，醫生應該先主動告知差異在哪裡，再讓他們選擇，那才是善盡了醫師的責任。**

我們都要記得，醫學倫理就是一種認知、一種態度及一種修養，必須要有同理心和悲天憫人的胸懷。

我常想，這種現象是癌患的哀歌，還是健保的無奈？很難分得清楚。

現狀：醫療資源分配不均

我們國家的健保制度，看似社會福利制度，卻又像是醫療保險制度。如果它是一種社會福利制度，那民眾所繳的保費要低，福利照顧範圍要廣；但如果它是一種保險制度，就應該給付給需要這些醫療資源的人。

我們健保的設計趨勢，其實偏向於社會福利制度，涵蓋面廣，保費來自於各收入階層。雖然每個人繳交的健保費用不同，但在健保診療上卻不會有所差別，無論你窮或富有，所得到的醫療服務都會是一樣的。

但由於健保設定補助的範圍太過廣泛，加上健保新增給付的項目愈來愈多，就變成了一種與保險缺乏區隔的制度。而且，在醫療資源有限的狀況下，自然會出現分配不均的問題。因為輕至感冒流鼻涕過敏，重則如腫瘤癌症，大小症狀都可以是健保補助的對象。

就像原本可以請五個人各吃一碗飯，卻叫了五十個人進來，每人平均分配之後，就只能各分到三粒米，而且其中有些人根本不餓。對醫院來說，面對這種方式的分配也很無奈，配給的額度就這麼多，要請病人吃大餐還是稀飯隨便你。

另外，也有很多人抱著「既然繳了錢，就要享受回報」的心態，無病醫病，經常上診所。或是某些偏遠地區的醫院，申報的醫療點數比一般院所多了百分之二十，造成有些取巧的劣質醫師，掌握老先生、老太太貪小便宜的心態，以送贈品的方式誘使「病患」上門，每天申報。使得這些根本不需要就醫的人，反而佔盡了真正需要醫療補助者的權益。

那些被浪費、分散掉的醫療資源，造成了另一個醫療補助不足的窘境，也就是真正重病的人，反而沒辦法得到該有的給付。例如重大傷病患者的醫療補助，得等到第二線、第三線才釋出。但**對癌症病患來說，「時間」是多麼寶貴。沒辦法合理分配的資源，將造成很多的醫療悲劇。**

其實有些病症，我與同業都認為不該給付，像胃藥和感冒藥，就佔掉了醫療保險的四分之一。輕症讓病人自己負擔，感冒可以讓病人回家多喝水、多睡覺，自然就會好了。這麼一來，可以有效促進醫療資源的節約。

只是目前台灣有十幾二十萬個醫生，大家都要過生活，因為制度一開始就這樣規定了，如果突然改變，說輕症不接受給付，一定會有許多家醫科及小兒科醫生馬上跳出來反對，甚至還可能有人舉手說：「如果這麼分配不均，那癌症病人就不要給付那麼多啊！反正花這麼多錢醫療，他們也多活不了幾個月！」

討論的時候，有些人就會認為，不如把錢撥到有得救機會的人身上。這樣的爭議愈來愈多，各執己見又無從解決，所以健保局只能持續維持著這種醫療資源分配不均的狀況，不過大家都同意「全民健保」對全民健康來說是一項好的措施。

身為一位腫瘤科醫師，對於制度與醫療資源分配不均等現狀，我們有著更深刻的體認：第一是健保對於癌症患者補助制度上的不足，所造成醫療的困境；第二是在面臨如此困境時，醫院與醫師所受到的道德考驗與良心上的煎熬。

在這種資源不均的狀態下，醫療團隊又該讓癌症病患與家屬如何去面對呢？

了解癌症給付的限額與規範

有人問，為什麼治療腫瘤癌症需要這麼多費用？最大的原因在於癌症藥物的價格十分昂貴。**其實藥品本身並不昂貴，而是在藥品的研發過程中，需要花費許多金錢。**

一種新藥的上市，得要投入很多的金錢與技術。癌症藥品上市，必須經過三個歷程：一是確認藥的結構穩定，所以要先做動物實驗，等動物試過沒有問題了，就進入第二道程序：藥物的毒性測試。檢測它的毒性是否過高？在人體上使用劑量多少，身體可以承受，發揮的療效最好？最後，就是進入醫學中心進行臨床實驗。

每種藥品要上市到全球之前，它的臨床實驗一定很嚴謹。

這些通過美國食品藥物管理局（FDA）認可的藥品來台之後，台灣的衛生單位會要求廠商必須在地再進行臨床實驗。所以，專利藥品才會如此昂貴。

在醫療藥品的申請部分，在過去的癌症醫療上，只要符合健保規定，醫院就可以幫病患申請藥品，健保局也會就申請的部分給予補助。如果健保局認為醫院申請的金額龐大，他們會派專人查詢申請患者的病例，看看是否真的需要如此大額度的申請與支出。因為，癌症這種病是騙不了人的，不像有些病症具備灰色地帶，身體器官的癌細胞，有就是有，沒有就是沒有，只有大小和範圍不同，從不會有似有若無的曖昧空間。

隨著醫療科技進展，抗癌藥物的發明也愈來愈快、愈多，因為癌症仍是目前少數無法完全解決的重大疾病之一。但是，每項癌症治療的藥品均價格不菲，加上國人罹患癌症的比例日漸增加，健保局發現，每年投注在癌症醫療的額度已經過於龐大，所以便開始設置了很多給付的限制門檻。首先，**健保局就以「總量限額補助」**

的方式，限制每一家醫院的癌症醫療總額；接下來，又提出癌症醫療「適應症」的制度，規定藥品的使用。

但**目前健保給予醫院治療癌症的補助，通常遠少於醫院所需的金額。**舉例來說，健保局每月只提供單一院所五百萬元的癌症治療總額，但如果醫院認真治療所有求診的患者，卻需要八百萬的額度，如此就會產生患者接受的醫療受到限制，或是癌症患者過多，醫院無法提供就診服務的現象（即醫療人球），甚至故意不進部分藥品，以減少額度的消耗。

其實，健保局也明白醫院在癌症治療經費運用的困難，所以又規定了很多「適應症」的藥物使用規範。所謂的適應症就是，對於某項腫瘤，訂定適合應用這個病症的藥物，凡是符合「適應症」的患者，才能接受補助。這是在國外比較沒有的現象。

健保給付「適應症」藥物的規範相當嚴格，經常會發生病人的狀況滿足了適應症的第一個關卡，卻又在第二關被卡住了。（因為健保給付給醫院的額度不足，醫院沒辦法提供這種藥。）所以很可能發生患者的狀況符合健保所有規定，仍無法得到該有的醫療服務。尤其在每一季末，這種情況更容易出現。（因為額度是以季來計算的。）

我有一個罹患膽囊癌的病患阿南，他的膽管長出了一個腫瘤，腫瘤指數與胰臟腫瘤的症狀幾乎一樣。但是，在健保局的適應症規範藥物中，「健擇」這種藥物只開放給胰臟癌使用，沒開放給膽囊癌。在身體構造上，膽囊和胰臟不僅位置接近，兩個器官的型態也幾乎相同。難道我們只能怪阿南運氣不好，罹癌的器官位置不對，如果他得的是胰臟癌就好了？

這不是很奇怪嗎？肝裡面也可能長膽道癌的呀！可是基於健保的規定，阿南就是無法使用適應症以外的藥物，即使知道哪種藥物的效果比較好，除非患者自費，否則醫生也只能按照健保規定。

此外，也有很多人會發現，明明健保有給付的藥物，詢問某些醫院卻說沒有。這又是怎麼回事呢？

其實，就院方經營來說，它面臨到醫療資源與總額分配不足的困境，如果滿額了就不再提供，因為多出來的部分，醫院也申請不到費用，造成服務愈多，虧損愈大的情形。於是糾紛不斷，醫病關係變差——這就是目前制度上的現狀。

幸好健保局也在積極改善，藥價調整後的資源，有很多部分都留給癌症患者，這是很可喜的現象。

另外，放射線治療也面臨了相同的困境，因為治療技術已從2D、3D進步到「影像導引放射治療」，如同大家都聽過的一堆「刀」：「弧形刀」、「諾利刀」、「銳速刀」、「電腦刀」等，但健保仍由傳統的方式給付，所以只能用自費方式來解決差額的問題。少則數萬，多則數十萬，也是很龐大的開銷。

醫院經營所面臨的困境

如同前面所說，醫院在病人醫療診治上，明明有八百萬額度的需求，可是健保局卻只能給付五百萬的額度，若醫院真的使用了八百萬，就一定會虧損。我想，任何企業、公司的經營者，都不可能讓這樣的事情發生，即便是醫院，也必須要想辦法維持最基本的營運。所以**為了符合健保的總量管制，每間醫院都一定會去做適度的控管**。

用個簡單的比喻來形容，醫院是一個連鎖麵攤，而健保局是總店，總店提供給麵攤的資金只有固定的金額。

總店說：「你可以請客人吃免費的陽春麵喔。」

但是，有些客人只吃陽春麵不會飽怎麼辦？於是總店又說：「這樣嗎？反正我只給你請吃陽春麵的錢，你要請他吃牛肉麵也可以，不過你們要自己去調整，不是他自己買單就是你幫他買單。」

麵店老闆開始發愁了。怎麼辦？不給客人吃牛肉麵，他會餓著離開你的店。（比喻只有健保給付的患者。）

這時候電話響了，客人的媽媽打給你說：「拜託，拜託！就給我兒子一碗牛肉麵吃吧！」老闆牙一咬，心想好吧，反正現在還有牛肉，今天就煮一碗牛肉麵。

另一個客人來了，也想吃牛肉麵，老闆只好說：「對不起啊！今天還是只有陽春麵。」這個客人從口袋掏出錢說：「我自己買單啊！請給我牛肉麵！」老闆才鬆了一口氣。（比喻自費患者。）

另一個吃完牛肉麵的客人擦了擦嘴，從皮包裡拿出餐券放在櫃檯上離開，你知道，晚一點會有餐券公司的人來為他結帳。（比喻有保險給付的病患。）

擦擦額頭上的汗，麵店老闆又安然無事地度過了一天。

對於一個為客人著想的老闆來說（比喻站在患者立場的醫生），每天都必須面對這樣的煎熬。

在資源不夠的狀況下，醫院該讓誰先使用這些醫療資源？是看誰的態度好就先給誰用嗎？還是誰跟我熟，就先把這些資源讓給誰用？一旦考慮到這些問題的時候，就變成「利己」的行為了。這是不對的！醫療行為不是應該「不因患者的身分不同而有所差異」的嗎？

健保的制度其實不算非常嚴苛，問題在於他們告訴所有繳費的人說：「你可以用健保呀！如果你生這個病的話，有這樣、那樣的給付。」但是它卻沒有給醫院足夠的錢來運轉。

對於醫院來說，當然也有它的疑慮：「你只給我這樣的資源，卻告訴病人，你可以去醫院，什麼都能做。」

這就是為什麼經常會出現，明明可以申購一些健保給付的藥品給病患，但醫院卻不願申購的狀況。因為病人拿著藥單進來，醫院不能不給，可是如果給了病人，醫院營運上的額度就會出現不足的問題。如果明明有藥卻不給病患，那醫院就會被病患申訴，健保局就來調查處罰。

所以，很多醫院乾脆就不提供某些特定藥品，例如某些癌症新藥很貴，院方剩下的額度已經不多，或許會跟患者說：「對不起，我們那一類藥品剛好用完，要不要換另一種藥品試試看？」（對患者而言，反正不用多花費，拿的還是用健保給付的藥。但其實是醫院因為政策考量，為病患申請了較為便宜的藥。）或是直接告訴病患：「本院沒有引進這種藥品，請到別的醫院去申請。」

那麼，病人的權益又在哪裡呢？

流浪病患：因額度不足而產生

我記得剛施行總額管制時，整體制度尚在磨合階段，有些醫院就引進了許多癌症新藥，讓病患申請，但是最後卻出現資金不足、額度用罄的窘境，只好停收病患。那時導致了一堆癌症病患沒有醫院願意接收的問題，變成流浪患者，情況十分嚴重。

在醫院裡，經常可以聽見這樣的對話——

「你為什麼會來這邊？」

「因為那個醫院說它沒有額度了。」

「它那邊沒有額度，那你怎麼知道我這邊就有額度呢？」

那些只拿藥單來醫院拿藥的病患，或是原本住在某些醫院、被柔性趕出來的病患，我們醫生一看就知道。流浪病患的情形，在當時非常嚴重。

很多病患會責怪醫院：「你怎麼可以不收我？讓我這樣流浪？」就像當年邱小妹的人球事件。但是說真的，到底要醫院怎麼辦、要醫生怎麼辦？醫院也很無奈，因為確實是沒有足夠的額度可以收留。

這樣的情形看了令人非常難過，當時我心想，**既然制度面無法立即改善，基於道德面，是哪位醫生負責的病人，就應該要提供完整的照顧！**怎麼可以把病人趕出去，叫他到別的醫院去試看看！這是道德問題，醫生理當有責任要照顧到底。

我記得那時，中部的腫瘤科醫師間有一個共識，就是「誰的病人，誰就得負責照顧好。」是你的病人，不論結果如何，一定要好好照顧到最後，不可以將病患丟到別的醫院，因為你將他丟出去，就等於是將他們丟到街上！

也有許多病患，是在台北的醫院做化療，回來後很不舒服。因為離台北很遠，所以患者希望能就近到我們醫院看診。其實，當時我們也可以不收，勸他回去原本的醫院看診，但每次碰到這樣的狀況，我大多還是留下他們。等緊急狀況解除後，再讓他們回原醫院就診。

為什麼呢？雖然總額管制限制了醫院可用的資源，但是醫生應該替病患著想；如果要求這些病患回原來的醫院化療，除了體力上的耗弱，他們還得忍受舟車勞頓之苦。將他趕回去不是整死他嗎？這種距離和體力的耗損，對病人和家屬而言都是一大負擔，真的不該將「資源分配不均」的問題加諸在患者身上！

健保單位將這個問題丟給醫院；醫院如果沒做好醫療，病人會向健保局投訴，健保局就又來指責你，這是一件非常矛盾的事情。**制度的規範，竟扭曲了治療本身的價值。**

面對這個難題，我深深體會到一個腫瘤科醫生的痛苦。明明在醫療、技術、醫院設備上都沒什麼問題，醫生又可以用醫術幫助病人，也能獲得工作上的成就感。卻由於制度的問題，內心倍感煎熬。

後來，全台灣流浪病人的情況愈來愈嚴重，最後健保局增加了給付醫院的額度，在制度上也做了部分修正，也舒緩了這個問題，現在這些問題也漸漸獲得改善。

新制度帶來的利與弊

健保局已於二〇一〇年起，部分實行「DRG」（Diagnosis Related Groups住院診斷關聯群）支付制度。

所謂的「DRG支付制度」，就是不以醫療項目、論量計酬的方式來給付，而是以診斷、手術或處置、年齡、性別、有無合併症或併發症，及出院狀況等條件，將住院病患分成不同群組，在事前訂定支付點數，同一族群個案的疾病，支付相同一種價格的制度。

確實**在這樣的制度下，應該會提升醫療服務的效率，減少現行「論量計酬」造成的醫療浪費。但若其配套措施沒有施行完善，就容易造成醫院拒收病情複雜的患者，出現病患成為人球的問題。目前健保已有管制藥物的費用，以及管制疾病重症度的制度。**

健保局曾分析國內各大醫學中心及醫療院所的癌症治癒率，希望能以這個治癒率來要求各院所的治療品質，並將各院所提出的治癒率，作為一個給付認證的標準。例如乳癌，在癌症中心給付二十萬，在大醫院給付十五萬，到了一般地方的醫院就只有給付十萬元。（不過最後並未實施。）

醫院營運的時候，一樣的癌症卻沒辦法得到與其他高治癒率醫院相同標準的給付，或者原本就屬於高給付的醫院想要得到更多補助，他們就會思考該如何以相同的給付額度，提供更好的醫療品質以達成較高的治癒率，或是想辦法「稍微」提高治癒患者的人數。

這會帶給各院所的腫瘤科一個很大的衝擊，因為新制度，開始有些院所將治癒率高的病患留下，並想辦法勸退治癒率差的患者，讓他們回自己家鄉的醫院治療，或是直接告訴他們沒有病床。

醫院開始「篩選病患」，那些被丟出醫院的病患該怎麼辦呢？篩選病患這件事不僅暴露了制度的不夠完善，同時突顯了某些醫院以營利為目的的陋習，這也是違反醫學倫理的。

有些明明是做化療或放射線治療較有效的病症，醫師卻叫他去開刀；或是明明需要開刀的病患，卻叫他不要開。這也是我強調要讓病患去問第一意見、第二意見，甚至第三意見的原因，同樣的病症即使詢問了三個醫師，應該也不可能有很大的差別。

近幾年來，政府積極推廣癌症治療品質的提升，但在制度不完善的情況下，病患所需的藥費高，又得不到相當或較高的給付，在管制藥價或單價時，醫院一定也有它的考量：照顧一個耗費太多醫院資源的病患要做什麼呢？照顧到最後也沒有什麼利潤呀！

所以到最後，很多醫院就會把治不好的病患丟出去，跟原本希望提升的醫療品質是有很大落差的。

誰是醫療的弱勢團體？

之前有位老牌台語藝人罹患癌症，經過治療後，上節目談起自己的抗癌過程。當他聽到醫生說自己得了癌症，他和家人都非常震驚，當時女兒非常有孝心，只告訴醫生說：「錢的事情沒關係，請你為他做最好的治療。」為了對抗癌症，他完全自費，前後花費近五百萬元，救回了一命。

成功抗癌之後，他在節目中開心敘述了這段過程，他也成為那家醫院的廣告代言人。而為他治療的那家醫院，洋洋得意地展現醫療團隊的治療成果，風光地接受藝人頒贈的光榮冠冕。

看到節目，我當然也為這位藝人熬過艱苦的抗癌過程感到高興，但我也為了他的言論感到憂心。試問，是否每個罹癌病患的家庭，都能像他一樣，大手筆地拿出幾百萬來接受治療呢？況且癌症治療有其特異性，花大錢不見得就會完全治癒。

為他做治療的醫院自然是高興的，因為對方採用自費，不會佔用額度，還幫醫院做了活廣告，這樣的事情何樂而不為？只是看在許多籌不出錢醫治家人的病患家屬眼裡，這又是情何以堪。

如果經濟狀況不好，沒有完整的醫療保險，生病了是否只能聽天由命？

這也不禁讓人認真思考：**面對癌症，難道只有「有錢」、「有保險」的患者，才有機會爭取「生存權」嗎？**我們的醫療制度對患者究竟有何貢獻？

其實處於這種制度之下，不只是病人和家屬，對有良知的醫生而言，都是一種煎熬。因為它活生生地將病患分為兩個族群：一邊是有錢或有醫療保險的人，**另一邊是貧窮或只有健保的人，後者就淪為「醫療的弱勢團體」**。

許多倒下來的患者，原本都是家庭的經濟支柱；或是患者的家庭，原本就靠著微薄薪水在支持生活。一旦經濟來源被砍了一大半，一個月收入不到三萬元，這些人該怎麼辦呢？是生活重要，還是生命重要？

癌症是有錢人才生得起的病？

像先前提到的、得了膽囊癌的阿南，第一線的藥物對他的病症起不了效用，自費藥物又付不起，無法嘗試，真的很兩難。

像這樣的患者，我手上目前至少有數位，都是在「適應症」以外又沒錢的病人。其中一位從高雄上來找我，是頭頸部腫瘤，前面治療有效，後來出現肺轉移。當治療到一個階段之後，出現了抗藥性，後面的治療階段就沒有多餘的錢來買藥了。

通常病人跟我說他沒有錢，我都相信他是沒錢的。當阿南告訴我，他真的想活下去，卻沒錢支付藥品費用的時候，我撥了個電話給我的藥品廠商，告訴他阿南的情形，向公司申請部分試用藥，就當作是做善事。很高興，廠商也願意幫助阿南，解決這部分的問題。其實很多藥廠是很有愛心的，也很想幫助病人，雖然提供的幫助有限，但一樣令人感動。

當然，也有很多醫生只能雙手一攤，請病人自己看著辦。但我對自己的病患，通常都是儘可能地幫忙，能幫多少就幫多少，畢竟，我也只能夠盡力而為。

另外一位是鼻咽癌，也是腫瘤轉移，她的年紀很輕，才四十歲左右。到最後也是沒有藥可以用了，因為她沒有錢可以買藥物，我只能試著申請廠商的試用藥給她。

但一直申請試用藥，只是治標不治本的方法，畢竟免費藥有限，還是會用完的，最後只能改用其他的藥品來治療。可是，我們都能預期到最後的結果一定不會太好。不過，這真的也是沒有辦法的事情。

罹患癌症是一件悲哀的事情，但更可悲的是，得癌症還要靠運氣，如果真的要長腫瘤的話，麻煩老天讓你長在「有適應症藥品」可用的位置上。要是運氣不好，腫瘤長在沒有適應症藥物的位置上，不是家裡要很有錢，不然就得事先買好醫療保險才能安心。倘若上述兩樣都沒有具備，就要乞求上天讓你遇見對的醫生，或許才有那個機會，他會為你盡力找到一些廠商試用藥，或多或少幫助你。

當健保給的武器都用完了，剛好家裡又沒錢，那就沒辦法了。如此一來，就會造成為了避免家人的壓力，病患選擇自我了結之類的悲劇。

所以在這一方面，我經常覺得，當一個腫瘤科醫生是痛苦的。**癌症在制度下走到這個地步，已經變得絕望了，因為它變成了一個沒有錢就生不起的病。**

醫療制度帶給醫生的道德掙扎

戴妮在我的門診生氣地抱怨，說之前的醫院一點都不重視病人的權益。她是乳癌病患，在之前的醫院開過刀，從那個醫院轉診過來的時候，已經做過正子斷層掃描。

目前，有九項適應症可以使用正子掃描，分別為：乳癌、大腸直腸癌、食道癌、頭頸部癌、肺癌、淋巴癌、黑色素癌、卵巢癌、胰臟癌、復發甲狀腺癌，這些是不能向病人收錢的。可是醫院卻讓她自費。

她是認識了我們醫院的一位乳癌病友，才轉診過來這裡。她說，病友告訴她，在這邊檢查從來沒有自費過。

「那個醫院，我每個月都還捐款給他們的慈善機構耶！」戴妮氣呼呼地說。

什麼是適應症，大多數病人根本就不是那麼清楚。醫生只要說：「這需要自費。」病人就只能乖乖掏錢，如果金額龐大，也只能想辦法去籌錢。

直到目前為止，癌症病人和家屬，在醫院裡還是相當弱勢的一群。

當家人罹癌時，很多家屬都會問：「醫生，這種病有沒有更好的方式或更好的藥物能治療呢？」當然是有啊！只是**一個負責任的醫生，一定會告訴患者和家屬，使**

用自費藥物與健保給付藥物的差別在哪裡。

制度上的疏失，確實不是短時間內就可以得到改善，於是健保的問題變成了醫院的問題，最後變成醫師的問題。許多醫師在這個分歧點上，就會遇到醫療倫理的困境，以及道德上的掙扎。

假設有個患者，只剩下兩三個月的時間可以活，如果他有錢或有保險，醫院當然很歡迎他，醫生也會很高興看到他，因為愛怎麼治療就怎麼治療。但如果病患沒錢或沒保險，在有限資源的限制下，一個認真為病患設想的醫生，明知資源不敷使用，卻仍想著要延長病患的生命，就會落入痛苦的處境。相對的，一個不太重視病患聲音的醫生，或許就會自己決定如何調配手上的資源，無形之中，醫生成了決定病患生命延續與否的判官。

最後，有良心的醫生面臨道德上的煎熬；沒有醫德的醫生，便從這樣的縫隙中牟利。

有不少醫院是會「篩選」病人的，因為他們知道，把比較好治療的病患留下來，不但可以提高醫院的整體治癒率，後面的資源也可以省下，經濟效益比較好；比較不好醫治的病人，對醫院來講耗損相當大，而且沒完沒了。

也有很多醫學中心，在癌症用藥上使用須自費的高價位藥品，比例較區域級的醫療院所高出很多。這主要還是「利益」因素。也是倫理道德問題所反映出的殘酷現實。

改變，從政策的根本開始

在二〇〇九年的藥價調查之後，省下來的錢有百分之七十都給了癌症病人，所以現在治療癌症的健保額度就變得大了一點。

因為癌症藥物的治癒率已經相對提高，**國民健康局也不斷做政策宣導，呼籲全民去做癌症篩檢**——這沒辦法降低癌症的罹患率，但可以增加癌症的治癒率，因為可以早期發現癌症。

這樣的宣導改變了癌症的生態。經由癌症篩檢，讓癌症在早期就被發現，及早治療，減少了許多中末期癌症的發生，也減少了一些需要大量支付的補助費用。未來早期癌症的病患會愈來愈多，但後面這些昂貴的醫療支出就不需要了。

只是，目前仍處於過渡期，所以醫生為難的地方也在這裡。

日前衛生署長楊志良先生砲轟有些醫學中心抓著健保制度「論量計酬」的漏洞，拚命收治小病，收治急重症患者的比例反而明顯偏低；甚至批評某些醫院忽略重症，根本沒有資格成為醫學中心。另一方面他也呼籲民眾，不要一有小病就往大型醫院跑，以免分散醫療資源。

我也深深認為，**有效的資源應該給需要的人使用，小病、輕病就不要去使用。唯有杜絕輕病補助，重新分配醫療資源，才能避免這種事情一再發生，這也才是根本的解決之道。**

我相信健保局是一個願意溝通、協調的機構，要是民眾有聲音出現，他們還是會去做調整的，但這必須靠群體的反映，他們才能聽見這樣的聲音。

從政策面的根本開始改變，輔以外在醫療倫理教育的強化，我相信最終能讓所有的癌症病患在醫療的聖壇之前，得以享有人人平等的權利。

第十章
面對人生最後的路

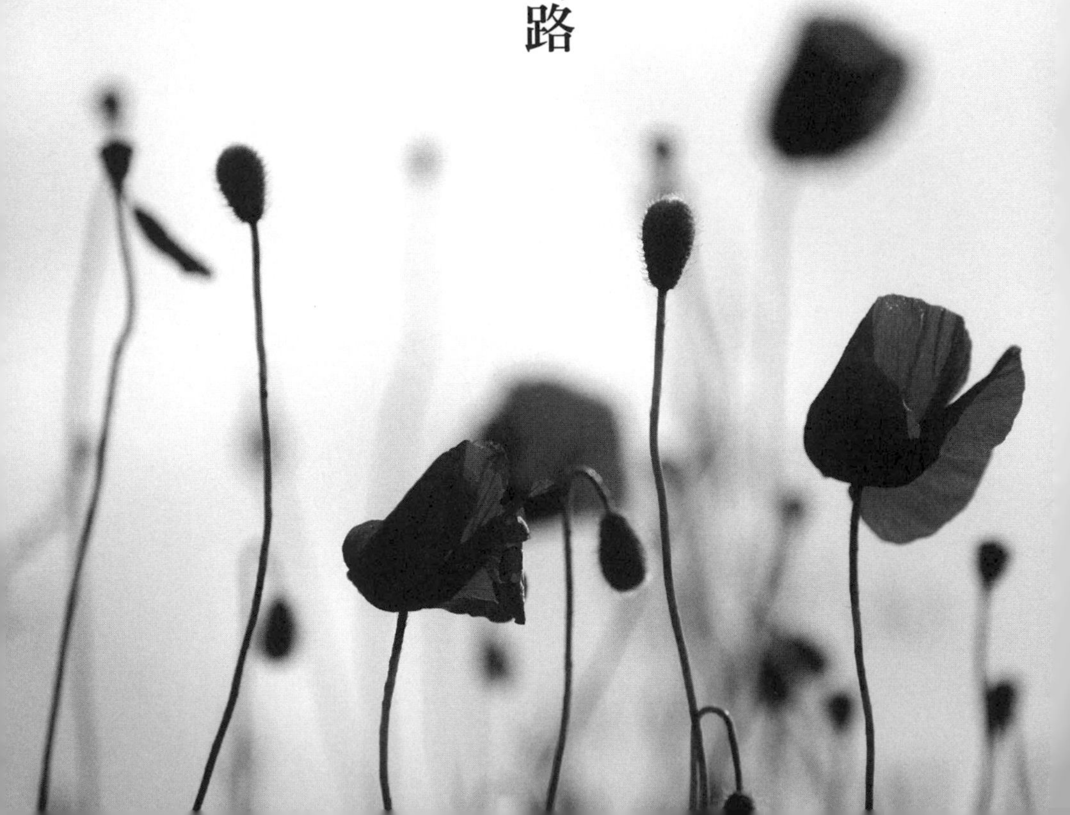

第十章　面對人生最後的路

癌症治療，終究會面對無法治癒的時刻，
這時醫生應站在病人的立場，以病人的感受和生活品質為考量，
照顧他們直到走完人生的最後一段路。

癌症醫療，仍有未知之境

在過去臨床醫療上，我常看見家屬對患者的百般照顧與擔心，每每令人動容，但若因此而動搖了自己的專業，卻也不是一個好醫師該有的情形。

有一回，一位年輕的先生帶著病體孱弱的太太轉院到腫瘤科就診。檢查過後，醫生跟他說：「唉，你們真的來得太晚了，癌細胞已經轉移到器官各處，你太太的身體又這麼虛弱，如果化療打下去，她的身體無法承受得住。」

激動的先生居然「砰」的一聲跪倒在醫生膝前，拉著白袍哭求，一定要想盡辦法救他的太太。

醫生心裡明白，太太的狀況已經十分嚴重，不做化療肯定是沒機會的。可是如果要做，有可能會因為治療引發的併發症，提前結束生命。但是，看著一個大男人哭倒在自己眼前，醫生感覺十分難過，只能搖搖頭說：「不不不，你先別這樣。現在的狀況，你太太真的禁不起化療，真的不能……」

先生雖然聽醫生這麼說，卻還是不肯起來，最後，醫生拗不過他的苦苦懇求，只好依照先生的心願做了化療。但是，病人在治療的第二天就離開了。

這個醫生的心裡非常難過，事後跑來問我，他是不是做錯了？是不是不應該幫她做這樣的治療？

我告訴他我的故事。之前我也有一個病患的狀況跟他的一樣。

病人是膀胱癌轉移骨骼，原本就已經拖了很久，加上又是高度惡性腫瘤，做了三次化療，每次做完病人就幾乎虛脫。由於病人的身體太過虛弱，最後感染了一大堆莫名其妙的細菌，引起十分嚴重的敗血症。化療該繼續或該不繼續？也讓我陷入了困境。

我知道，不做化療他會病死；做了化療，我們不知道他會不會病死，卻會自我質疑：這個藥是否該下？是否會因為藥的副作用而快速結束了他的生命？

年輕醫生默默地點點頭。我繼續說。

不過就在那個時候，我想到了老師告訴我的一句話。在教導我的第一天，他就告訴我：「**你可以讓病人Die of disease（因病死亡），千萬不要讓他Die of complication（因為併發症死亡）。」這是一種醫學的邏輯。**

第二天，我就告訴病人的家屬：「暫時不能打了，現在病人這麼虛弱，他受不了的。我們先把細菌控制住或許比較好，至少他身體的狀況會先得到改善。」這麼做之後，病患的身體反倒一天比一天好，甚至還能自己搭車到醫院來看診。

其實，病人生了這樣狀況的病，最終是會走的，既然如此，又何必帶給自己良心上的譴責呢？聽了這番話，年輕醫生終於鬆開眉頭，釋懷地笑了笑。

我經常覺得，癌症醫療中還有很多事情是我們所不知道的，如果你不去碰觸它，病人或許還可以拖個幾年也說不定。

有些事情很難講，有些時候則要看經驗判斷。**醫生要根據病人個別的狀況來進行醫療診治，不能只是照書治療，也不要因為家屬的情緒而左右了你的判斷。**

到最後，想陪在身邊的人

老王是經商致富的，在最風光的時期，他在歐美各地都曾有佔地千坪的廠房，相當富有。後來幾次公司營運周轉不靈，又遇到金融海嘯，整個事業體最後僅存台灣一間工廠。年紀大了的老王，身體各部分逐漸出現問題，後來他因為肝癌合併骨頭轉移，來到了大里仁愛醫院。

骨折之後，他經常躺在病床上跟護士自吹自擂，大談當年的輝煌、呼風喚雨的神氣，年輕的護士很難將那樣的影像與眼前這位瘦小的老人家連在一起。

老王有三個女兒住在台北，他的醫藥費用全是由女兒們支付，卻從沒看她們任何一個人來探望過老王。比較值得一提的是，那位每天提著魚湯、水果來醫院照顧他的王太太，總會在他高談闊論後輕輕微笑以對，親切和藹，看起來什麼都很包容。護士都在背後喊她「善良的王太太」，也為老王感到慶幸，都到這種地步了，還有人在照顧他。

過了兩三個月，老王的身體更差了，進入昏迷狀態，王太太握著他的手悄悄拭淚。隔一週的某個清晨，老王就走了。王太太收拾好老王在醫院的遺物，遺體也在同天早上送去火化。

當天下午，醫院裡來了一個穿著時髦的女人，尖著嗓子嚷嚷問護士小姐，老王去哪裡了。

「人呢？妳不能說，死了就死了啊！死了也給我交出來呀！」「說什麼啊！妳們？我就是王太太啊！」

詳問狀況之後，赫然發現這女人才是老王的現任妻子。和老王接觸過的護士們心裡都在想，那，那位……王太太呢？但每個人都噤口不語。

後來大家才知道，原來那位「善良的王太太」並不是「真正的王太太」。更複雜的是，從沒出面的三位女兒也不是正牌王太太生的，而是前任妻子的女兒。後來聽說，她們為了老王所剩不多的遺產，吵得不可開交，還鬧上法院見了報。

突然，我想起那位總是沉默、握著老王的手到臨終的「王太太」，她才是老王最想要陪伴在旁的人吧。

身後事應尊重病人的託付

很多人是在離開之後，才被發現他的身後有很多複雜的故事。

病人的家屬很多，但跟進跟出的那一位，有時不一定是與患者關係最親密的人；表現得最關心的那一位，病人也可能不想讓那個人知道實情。在醫療現場，醫生該用什麼樣客觀的心態去認定家屬與患者的關係呢？告知的範圍在哪裡？該告訴哪一位家屬？有時候也是一個難題。

假日的時候，腫瘤科的病房內總是會出現一大群的親屬團。有時醫生為了免除家屬問一次病情，就要重新回答一次的狀況，會集合所有的家屬，做一次性的詳細病情說明。

但是，在這些家屬裡面，每一個人都真的關心患者的病情嗎？這可未必。每一個家屬都是為病患著想的嗎？也不一定。大家都懷著好心腸嗎？更不一定是這樣。其實有很多人，在一邊聆聽醫生報告的同時，心裡一邊盤算著分配遺產的事情。

有倫理道德的醫生會關注到這一點，會細膩地觀察並詢問病人：「你希望誰可以清楚知道你的身體狀況？你想讓誰知道這些事情？」

因為病人最清楚，誰才是最關心他的人；如果有問題，誰是最可以處理他後事、願意讓他託付事情後安心離開的人。醫生應當依據病人的指定，將病人的病況詳細告知，因為這個人才是病人心中認為值得託付的人。

這世界上有兩種證明書絕對不能重開、一定只有一份，那就是「出生證明書」和「死亡證明書」。腫瘤科醫師面對重症，看遍生離死別，也看盡人情冷暖，生前死後有時真的是兩面情。

雖然說死亡證明書只有一份，但有趣的是，有時我們會遇見在病人去世後，一批人將開好的死亡證明書拿走，隔了一陣子卻又來了另一批，說自己是家屬，要領取病患的死亡證明書。

病人才是「第一人稱」

我一直很強調，病人應該擁有最後的自主權，所以保持病患自主權和尊嚴的事，我一定會盡量辦到。

「我想讓您的家人了解一下目前的病情，請問您希望誰知道？」

「我只會告知您想讓他知道的家屬，其他的人，如果您想保密，我不會告知。」

我們要尊重病人的權益，因為他是「第一人稱」。

最近，得了大腸癌的羅太太到我們診來。一年多前，她曾在彰化的醫院開過刀，但手術之後，卻沒有做化療就返家了。

後來，羅太太的肚子又痛得不得了，回到醫院，醫師幫她做了正子攝影，報告出來後，除了腫瘤指數不正常之外，其他都正常。她覺得納悶，但醫生都說沒有問題了，她也只能回家。

大里仁愛醫院的一位志工，恰巧是她的好朋友，透過病友會，她來到了我這邊。

每種癌症都各自有一種行為模式，不同的腫瘤有不同的腫瘤行為，也有癌症的自然史。所以，不同的癌症會有不同的症狀：在什麼時候出現轉移、什麼時候會死、什麼原因死亡……都有一個像法則般的模式。第一次聽見這樣的事情，她十分驚訝，因為她的醫生從未告訴過她這些事情。

我看她腫瘤指數這麼高，便請她下次將先前診療的資料帶來。

第二次門診時，我看見她的病理報告中，有很多預後不好的因素。例如：腫瘤侵犯得很深、分化（指腫瘤的惡性化程度，通常可分為低度惡性、中度惡性、高度惡性，為癌症的重要預後因子。）不好、淋巴腺感染得很嚴重，而且血管跟淋巴腺裡都有腫瘤血栓的情形。羅太太還不到五十歲，怎麼看都應該需要做化療，但她卻沒有做。

她說：「可是我前陣子才做過正子攝影，在你之前的那位醫生告訴我，有可能是腸子的問題，他說沒事的！」

我說：「不會沒事吧！腫瘤指數都五十幾了，不可能沒事的！」

之後我安排她做更精細的檢查，發現肚子裡面有一大堆腫瘤，那是復發，不是什麼腸子問題。

後來我發現，她的醫療過程中有一個更大的問題，就是她的先生——不肯讓她做「治療」。之前先生陪著太太來門診時，態度就十分強勢，這也插嘴那也干涉。我問羅太太沒有接受化療的原因，才知道不是她不願意做化療，而是家屬反對。羅先生是個中醫師，基於某些理由，他不想讓太太接受化療。

到大里仁愛醫院就診的時候，羅太太已經出現骨轉移的狀況。在我先幫她做了部分治療之後，仍然有一些症狀未獲改善，所以我就告訴她，接下來我會安排她做化療。

每位病人都該擁有自主權

幾天後，羅先生突然出現在我的門診，拍桌子破口大罵我們的醫療人員，當時代理我的主任嚇了一大跳，趕緊請人通知我到門診處理。

原來那天早上，因為羅太太下體不正常出血，先到我們醫院的婦產科看診。醫生說可能是功能不良性的子宮內膜增生，要她先回去吃藥，如果沒有停止出血，可能就要刮除。她先生一聽到要刮除，馬上跳起來，直接罵上醫院。

「為什麼還要叫她做手術？癌症都已經轉移到別的地方了，已經那麼嚴重，你們還要搞這搞那的，到底在搞什麼鬼？」

我請他冷靜下來，告訴他：「腫瘤出現轉移的病人很多，有些轉移後接受化療，到現在活了十多年的人都有。無論是醫生或家屬，怎麼可以隨便放棄病人？」

不等我講完，他又說：「難道你不知道她是癌症末期了嗎？」

「我知道她是癌症末期，但她又不是馬上要死！她現在下體出血，難道就放任血一直流？癌症末期就等於被判死刑？她在死之前，不能擁有一定的生活品質嗎？依照你的邏輯，就是不用管她，反正她也活不久了，是這個意思嗎？」我忍不住皺眉。羅太太明明還好好的，可以正常生活、到市場買菜、做飯。

面對眼前這個青筋暴突、大吼大叫的男人，我努力抑制心中的怒火。「轉移就一定會馬上死嗎？癌末病人是有可能會死，但也不一定這麼快，誰知道她還會活多久呢？你又是誰，有什麼資格跟她說：妳都不用再做治療了？」

他沒料到我會這麼說，脹紅了臉，扯開嗓門大聲罵：「你們真的很奇怪！我太太不聽我的只聽你們的！跟你們反應，你們也完全不尊重我的意見！」

面對這種家屬，當場我便不客氣地回應：「你的意見有那麼重要嗎？每個病人都有自己的自主權，她的生命是掌控在自己手裡的。我問你的意見幹什麼？如果她回家願意與你商量，或許我還可以聽聽你的想法。我要尊重的是我病人的意見！」

他氣得七竅生煙，嘴裡繼續說著邏輯不通的話：「你們以為我是誰啊？說你們專業？我也專業啊！只是我們不同科而已！」

「這是我們腫、瘤、科、的、專、業！」嘆了一口氣，我不想再做意氣之爭，便緩緩對他說：「你今天會這麼生氣，只是因為她不聽從你的意見而已，不是嗎？」

羅先生啞口無言，顯然再也找不出辯白的話，狠狠回瞪在場的醫療人員一眼，就甩頭生氣地回家了。

隔天，羅太太回醫院做治療，帶了茶葉猛向我道歉。她邊流眼淚邊說，其實她的醫療過程都是她先生耽誤的，因為他的固執，很多時候都不肯讓她就醫。

過了幾天，她的兒子和女兒也到醫院來，為父親魯莽的行為道歉。羅太太在醫院的醫療過程，包括影像和報告，她的子女都看過，也很清楚病況內容。我對他們說沒關係，只希望他們可以多照顧媽媽，這才是最重要的。

現今的社會，男尊女卑的觀念不該再是耽誤醫療的問題，我認為每位病人都應該有絕對的自主權。

家屬中不乏許多如羅先生般，個性專斷又缺乏醫療知識的人。我想強調的是，**在醫療倫理中，病人本身的意見才是最重要的！我們一定要以「第一人稱」為主要意見。傾聽病人本身的意願，才是對病人最大的尊重。**

救不救，還是乾脆放手？

二〇一〇年五月底，衛生署長楊志良在立院備詢時，被問到對癌症病人在臨終前自主權的看法。他說：「癌末急救是浪費生命、浪費醫療資源的事情。」楊署長當場被立委批判冷血、發言失當，新聞播出後更成為熱門討論話題。

身為衛生署長，表達這件事的方式的確是值得斟酌的，因為這樣的言詞很容易招致誤會，被解讀成：「反正救也沒用，只是在浪費資源而已！」

其實他的本意是：**折磨生命就是浪費生命**。認為**病人一住院，就要被賦予可以放棄最後急救的選擇權**。我覺得這意見是中肯的。認真想一想，若是自己的病情已惡化到無法挽回的地步，我會希望醫生進行任何急救嗎？以插管或電擊短促地延續生命，或是希望有另一種更舒適安靜的方式，迎接那一刻呢？

有不少家屬在面對那一刻時，因為心急或捨不得；或覺得不開口要求，對不起自己的良心；甚至是因為遺產還沒分配，就會吵嚷著說：「救到最後一刻！」

那時我會想：「如果躺在病床上的是你，你願意不願意？只因為躺在床上的人不是你，你才大聲說出這樣的話嗎？」

除此之外，也有很多人輕忽醫療資源的珍貴，如果醫療人員說「急救過程要十萬元」，一定有許多家屬馬上安靜。

到底要不要急救？十多年前，放棄急救的簽名，都是家屬在簽署的。很多病人知道自己或許不久於人世，通常就會主動簽名放棄急救。原則上，**在病人知情的狀況下，我還是主張直接問病人，鼓勵病人自己決定比較好。**

來我門診的病人，很少有人選擇施行急救，許多接近臨終的患者是不願意的。如同前面所說，無謂的急救不但浪費資源，且不尊重生命。

在生命的最後那一刻，醫生應該真心誠意為病人著想，而不必為家屬想太多，因為病人的權益才是最優先的。

預見分離時刻的來臨

有一位在南投出家的師父，她的妹妹之前在北部的醫學中心開過乳癌的刀，過沒多久就轉移了。因為她們是南投人，所以轉回署立南投醫院住了好一陣子，但是健保住院有天數的限制，只好又轉出來。

她妹妹的骨頭轉移得厲害，來找我的時候已經很嚴重了。我跟她妹妹說，應該很快就會出現病理性骨折，果然三天後就斷了，動都動不了。

關於癌症末期病人的活動品質，醫院裡設有一個評量標準表：正常活動是九十或一百分；若臥床時間比正常長，就是七十到八十分；有一半時間都在臥床，就是五十到六十分。三十到四十分的，代表幾乎都在臥床，只有在上廁所時才有活動。

如果病人可以走路，生活品質還不差，我就會做一些積極的治療，如果控制住了，說不定還可以多活幾個月到數年。若是分數在五十、六十以下，就不太適合再做化療了，因為病人的身體狀況很差，做化療會承受不了；**到了這時候，讓病人感覺舒服、不痛苦，才是第一優先考量的事情。**

像這位師父的妹妹，四肢中有三肢斷掉了，若勉強讓她維持生命，她的生活品質也不會有所改善，病人甚至會自暴自棄地想：「這樣子活著還有什麼意義？」但是，實情要不要跟她本人說呢？該不該跟她說，她還有多久生命？這對醫生來說是很難的問題。

我跟病人說：「我會讓妳的生活品質維持在好一些的狀態，但是，我能夠預期到妳大概會離開的時間點。」我想跟她說的是，如果真到了那個點，我們就放手。

過了沒多久，病人開始嘔吐。原本認為是長期臥床讓腸胃蠕動變差、便祕，造成局部的腸阻塞，所以吃了東西會發生嘔吐。經過處置之後，病人還是一樣嘔吐個不停。她說，感覺頭很痛。

我安排她做了電腦斷層。原來沒多久，她已經出現腦轉移，腫瘤長得好快。臨床都沒有症狀，就只有頭痛。我知道應該是她差不多要離開的時候了。

於是我跟師父商量：「她的身體已經承擔不住化療，即便能延長日子，恐怕也沒有生活品質可言。」

師父雖然難過，也堅強地請我幫妹妹做舒緩症狀的治療即可，因為她也明白，這就是一個離開的時間點了。在病房門外，我問她，是否要由我開口比較好。她流著眼淚說：「沒關係，讓我來跟她說好了。」

過了幾分鐘我走進去，兩個姊妹抱著彼此哭。病床上的她看起來依然焦慮，但她流著淚說：「雖然就快要結束了，我還是很感謝您，蘇醫師。謝謝您，謝謝您這段時間對我的照顧。」

望著兩姊妹顫抖擁抱的身影，我也感到有些鼻酸。難過是難免的，但比起沒有準備的分離，至少心中的遺憾不會太多。

安寧病房：病人的自主與知情告知

一般來說，安寧醫療的開始最常發生在腫瘤科，因為這是腫瘤科醫生與患者最常面對的事情。但在台灣，安寧醫療卻是家醫科、麻醉科和一般內科在做的。

前幾年大里仁愛醫院原本也設了安寧病房，但是主治醫生一點都不了解癌症，所以常跟病人吵架。有時，腫瘤科只是事先照會安寧病房一聲，說某某病人「有可能」會轉去安寧病房，他就把病人說得好像快走似的，甚至直接跑去對病人說：「你已經是癌症末期了！」經常惹火家屬。

聽說也有家屬勸他，以柔軟一點的方式對待病人，他說：「不行！我一定要講啊！他就快要死了，你們不知道嗎？你們要接受啊！」

勉強要病患和家屬接受他不一定正確的安寧概念。不講還好，病人聽了以後開始絕食，結果果然被他說中，七天後就走了。其實病人根本還不到時候！我不知道他接受的訓練從哪來？除此之外，這也牽涉到醫生的品格與道德。

漸漸地，病人寧願跟著我到最後一刻，也不願進到安寧病房去。做安寧病房若不懂癌症，對安寧的醫療就會很容易失焦。

那位醫生找我吵了好多次，又到處抱怨說：「病人都在蘇醫師手上，他都不讓他們進入安寧病房！」

其實我不反對安寧醫療，但進入安寧病房必須要有標準，不能說病人不會好就要進安寧病房。如果是這樣，我手上大概有百分之四十的病患不會好，但我們不能七早八早就叫他進安寧病房啊。

安寧醫療是不做積極治療的，在那邊醫療不是很重要，主要是紓解病患的症狀，例如減少病人的痛苦，或為病人做一些心靈輔導，教導他如何面對死亡；或是依病患的信仰講述佛教、天主教、基督教、回教等宗教教義的治療。

目前安寧醫療的最大爭議點就在於：誰來決定病人該進入安寧的時刻？病人是否該進入安寧病房？

也曾有病人在不知情的狀況下，被送進安寧病房，除了被詢問宗教信仰，之後每隔一個星期，師父就到病床旁邊開釋一次，跟他講死亡學、極樂世界、人生的淨土。病人原本是疑惑，後來便生氣說：「我又沒有怎樣，你們叫師父進來是做什麼？」這就是沒有尊重病人的意願與知情同意。

以我的標準來說，病人不會好，並不是一個進入安寧醫療的理由。假設病人從三四年前就知道他好不了了，如果那時候就送他進安寧病房，不就是捨棄掉了他生存的機會嗎？有些人好好的，還能去上班，也有一定的生活品質，你要他去安寧病房做什麼？

那麼，在什麼樣的狀況下，可以讓病人進入安寧醫療呢？

我認為，第一、病人已無法再忍受任何癌症治療，當任何治療都會引發嚴重的併發時；第二、試過所有的方法，找不到更有效的治療方式之後；第三、從經驗與臨床研判，病人將不久於人世，應該不超過三個月。

沒有人會在安寧病房頻繁進出的，這樣就違反安寧醫療的本質了。最後一個，也是**最重要的一點，就是必須經過病人本人的同意，而且家屬必須知情。在知情的狀況下安排病人進入安寧病房，若貿然將病人送入安寧病房，反而會傷害病人的身心。**

後來我們醫院取消了安寧科，我對病人承諾，只將安寧病房的照顧精神轉變為安寧病床的型態，有時間的時候我一定會過去看他們。

安寧醫療最終還是需要一個很好的場地，雖然腫瘤科與安寧醫療關係密切，但若是直接將這部分交付給腫瘤科醫師，一定也會出現應對不足的狀況，這也是未來一個有待規劃的課題。不過這幾年在「台灣癌症安寧緩和醫學會」的努力下，各方面已經有了很大的進步。

腫瘤科醫師的使命是讓病人「有品質的活」；而安寧科醫師的任務，則是讓病人「有尊嚴的走」。

第十一章 醫療倫理

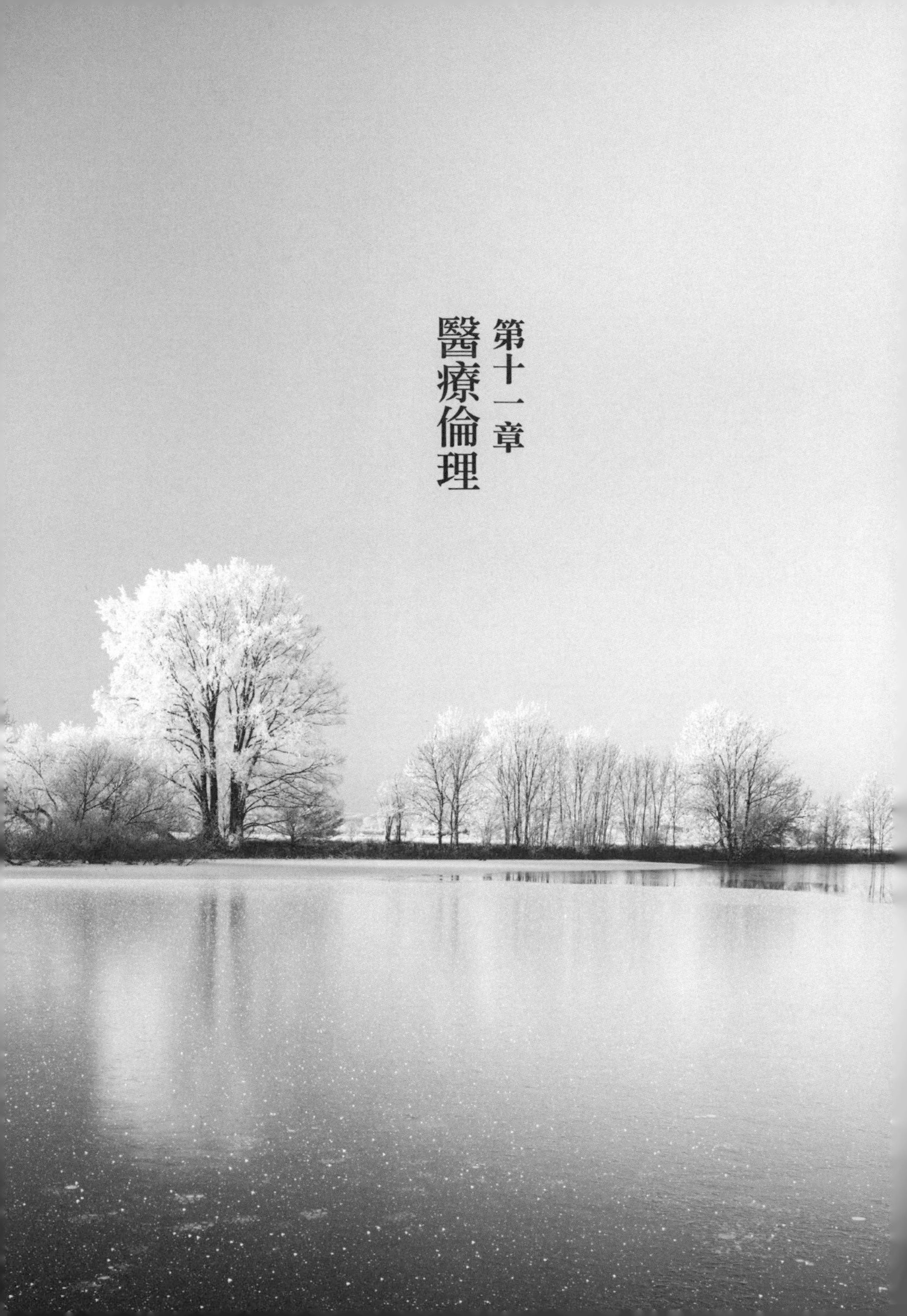

第十一章 醫療倫理

每一位醫療人員，都應該確實遵守醫療倫理的原則，
當我們能徹底實踐，尊重病人的自主權，
也就能看見醫療的真正核心價值。

醫療倫理的四大原則

醫療倫理的概念，最早可以追溯至西元前一千八百年的漢摩拉比法典，裡面記載著醫生照顧病人應該遵循的法則。在西方「醫學之父」希波克拉底所立的誓詞中，清楚列出了特定的醫師倫理規範，這是醫療倫理真正的起源，內容除了疾病的觀察、治療診斷，和醫師們所負擔的責任外，也包含了醫生的宣示。

簡單地說，**醫療倫理包括四個大原則：第一是「行善」，第二是「不傷害」，**

第三是「自主」，第四是「公平正義」。

所謂的「行善」是指在醫療中療癒病人，使其遠離病痛的醫療行為，就是行善。「不傷害」指的是在治療過程中，不以錯誤的醫療行為，傷害病人的精神、身體或權益。例如當病人到了不需要急救的時候，醫生仍依照家屬的堅持繼續急救，這就是在做傷害病人的事情。

此外，我們還要尊重病人的「自主權」。病人自主權含括的範圍很廣，比方說他的肖像、影像、病例、病理切片等等，都在病患本身的自主範圍之內。

除了遵循上述三點之外，最終還要符合公平、正義的原則。在醫療行為中，必須符合上述這些原則，才能說是符合醫療倫理的精神。

二〇一〇年五月，高雄某醫學中心爆發院內醫師以「假罹癌、真切除」的方式，與病患勾結，詐領健保費和高額商業保險金的事件。這件事造成社會一陣譁然，也引發了不少醫療問題的爭議。

主要發生的原因是，醫師勾結詐騙集團，掉包了患者的檢體，還出具醫診證明，詐領保險金與健保費。

按一般正常檢查程序，當醫生發現病人的乳房影像檢查有疑似腫瘤的狀況，一定會安排先做細胞學檢查或切片，等檢體化驗確定是癌症後，才能進手術房開刀。再怎麼精簡的檢查流程，也少不了這兩個重要的步驟，哪可能像這次事件漏洞百出。有影像懷疑就馬上開刀！很明顯的，這次事件是一個共犯結構，參與其中的醫療人員都背棄了醫療的道德精神，整個過程都是違反醫學倫理。

這四個原則看似籠統，卻是很重要的。以往醫師可以個人壟斷，主導醫療過程的時代已經過去了，**現代的醫院都提升至以病人需求為依歸，朝以病人為中心的醫療服務邁進。**

如何實踐醫療倫理？

在醫療過程中該如何實踐醫療倫理？我認為至少要做到以下幾點：

首先要「**知情同意**」，**醫療人員要尊重「病人的隱私與自主權」**，**還要善盡「告知病人的義務」**。

1、知情同意

要問病人的意思。很多癌症的醫療過程需要醫病共同決定，讓醫療團隊和病人站在同一陣線，共同抗癌。在跟病人解釋醫療方式的時候，要告訴他們除了預計的方式之外，還有什麼樣的替代方案，以及各種治療方式的優缺點，對病人身體的影響又是如何。而且，**醫病雙方要有共識，才開始進行醫療診治。**

2、尊重病人的隱私和自主權

醫療團隊要尊重病人，不能在大庭廣眾之下解釋病人的病情，更不能未經病人同意，就公開病例，或將病人的醫療當成「研究」論文，或隨意公開其身體影像。

3、告知病人的義務

若是病人無法承受，家屬就要來幫他做決定，所以至少要讓家屬知道病情。如果先有知情同意，後面的醫療糾紛就會減少。

下面，我想分享幾則與此相關的小故事。

偏頗獨斷的醫生：昏迷的張小妹妹

張小妹妹被爸爸帶到大里仁愛醫院做緊急插管時，已經瘦到皮包骨、奄奄一息了，進入重度昏迷狀態。

因為經常跟爸爸說頭痛，而且動不動就會嘔吐。當這樣的情況愈來愈頻繁時，爸爸便帶著女兒到大醫院去做精密的檢查。從腦部影像的顯示中，可以清楚看見腦中有一個很大的腫瘤，就長在腦中間，病發的時候她就開始嗜睡，進入昏迷狀態。

外科醫生堅持要為小妹妹開刀動手術，他向張爸爸說：「要救她的話，就要開刀！」

張爸爸是廟裡的廟公，本身又是個虔誠的信徒。女兒生病期間，他每天在神面前跪求，求神給女兒一條生路。聽見醫生說要開刀，他也回家馬上向神明報告，照慣例請示了神明，問是否答應讓醫生在他女兒頭上動刀。

但是，神明的指示卻是「千萬不能開！這刀開下去就救不回來了。」

當爸爸的很困惑，問醫生是不是可以用其他的方式治療，但醫生堅持只有開刀才有希望，他很為難，卻也不知該如何是好！

經過一番掙扎，張爸爸還是不願意違背神明的意思，硬生生地將女兒帶回家，每天讓她吃摻了香灰的中藥。如此經過了一個多月，張小妹妹的病況愈來愈嚴重，在其他家人的催促下，爸爸又趕緊將她帶回醫院找醫生。

那家醫院的工作人員，將張爸爸求診的過程登在他們院內的志工刊物上，正巧被我一個病患家屬看到。

這個患者也是得了腦瘤，嚴重的是他的腫瘤長在腦幹上，連開刀都不能開，也沒辦法做切片，病人當時已經快要昏迷和癱瘓了。

他來到大里仁愛醫院後，我開始幫他做光子刀治療，他自己和家屬原本都以為已經沒辦法救了，沒想到做了光子刀治療後，不只病情受到控制，到現在已歷經十年了，健康依舊。從此以後，他一直對身旁的人說我是他的貴人、神醫。在我設立癌症專戶的時候，他就捐贈了二十萬。

當他看到這則消息，想盡辦法要幫助落難的病患。透過志工團隊輾轉找到電話，他親自打電話給張爸爸，鉅細靡遺地將自己就醫的過程告訴張爸爸，如何來到大里仁愛醫院、如何做了光子刀，還有後來的治療。他建議張爸爸主動問小妹妹的主治醫生，可不可以試試用光子刀來治療。

張爸爸雖然不懂什麼光子刀，但知道這件事情後他十分開心，覺得女兒有希望、有救了。第二天，他馬上跑去找主治的神經外科醫師，問他是否能用光子刀來治療女兒？結果，醫生直截了當地要他斷了這個念頭，醫生說：「不可能啦！什麼刀都不可能啦！就是要開刀！」

張爸爸心裡很難過，但牙一咬，心想「既然這樣，那就死馬當活馬醫！」於是就帶著張小妹妹，從大林連夜上來台中到大里仁愛醫院找我。

切勿一意孤行：尋找其他替代方案

已經深度昏迷的小妹妹住了進來，九歲女孩的腦袋不過就這麼點大，腫瘤卻有八點多公分之大，附近其他的神經組織都被腫瘤壓住了，而且明顯的造成腦室阻塞。加上腫瘤位置剛好長在掌管記憶的松果體附近，持續壓迫下去，再晚幾個星期小妹妹一定就走了。

當初那醫生是怎麼判定的我不知道，但就我來看，這是絕對不能開刀的，因為腫瘤實在太大了，已經拿不掉了，手術是很危險的。

腦腫瘤裡面有一部分對於放射線很敏感，經過我仔細地診療和光子刀治療後，張小妹妹腦袋中的腫瘤慢慢地消失了。因為腦內壓力解除，小妹妹就醒了過來，才經過兩個星期，她就可以自己進食了。

但是因為之前腫瘤過大，壓住了很多腦內神經。我告訴張爸爸，雖然現在逐漸康復中，以後可能需要長期補充荷爾蒙，往後能否受孕也還要觀察。

張爸爸激動地握住我的手，感激地說：「命撿回來就好了！能活著就好了！謝謝您！謝謝您！」

說實話，最初張小妹來這裡的時候，狀況真的很糟，可說已經到生命垂危的地步，我甚至無法確定是否能夠將她從死神手中搶救回來。只是，當我聽到小妹妹在之前醫院所遇到的狀況後，讓我有很深的感觸。我認為**身為一個醫師，應該要有「多方面」的考慮，真的不能「一意孤行」。**像張小妹妹的病例，**如果家屬不同意開刀的話，醫生是不是有別的替代方案呢？可不可以試試看別的方法呢？**

我常說，病人除了主治醫生給你的意見外，也可以問問第二或第三意見。相對的，每個醫師最初幫患者評量病情的時候，也應該同時告訴病人兩件事：第一、有沒有替代方案？第二、如果不做治療的話，結果將會如何。

「病情」、「替代方案」與「結果」這三件事情，是醫生一定要主動跟病人與家屬說的，並讓他們自己能有所選擇。這是病人的隱私與權益。我一直在強調的「知情同意」，就是這個意思。

我們不能一開始就直接對病人說：「你明天來開刀！」這是不行的！一定要跟病人說明白，為什麼他需要開刀，不開刀的話有什麼替代方案。如果他選擇替代方案，可能也會同時去尋求第二個意見，而如果他連替代方案也不願意選擇，將會有什麼樣的結果。

現在做癌症醫療的醫院都需要經過認證，雖然才起步，但一定會推廣，就像發給醫院母嬰親善認證一樣。得到癌症認證的醫院，就表示你是符合標準且夠資格來治療癌症的醫院；符合標準的其中之一，就是醫院必須有「多專科醫療團隊」。癌症的治療團隊，必須要有血液腫瘤科、放射腫瘤科、病理科、外科等等才可以，由一個團隊來診療。所以病人的治療狀況是一定要經過團隊討論的，不再只是一個醫生說了就算。

尊重病人隱私，以及知情同意

有時候我們會聽到醫生說：「這case很漂亮。」case很漂亮，指的就是這病人得了一個很稀有罕見，或者是得到了一個在目前醫療上是無解的疾病。它背後的含意就是：這病人真慘！他生了一個值得拿來寫成研究報告的疾病。以前醫生碰見這樣的狀況，可能會私自拿病人的病史、檢體寫成研究報告，發表在期刊或媒體上，但現在已經不可以了，因為這侵犯了病人隱私與自主權。

雖然現代醫療對「保密病人隱私」與「尊重病人自主權益」這方面相當關注和重視，但仍稱不上十分完善。像現在有很多美容醫師出書，刊出來的圖片經常將病患的乳房或眼睛、鼻子等局部器官拿來做「術前」、「術後」的對比，即使相片經過處理，已經將患者的臉或其他部位遮蓋起來，但如果沒有經過患者同意，這些都違反了醫師的道德倫理。**病人有他們的自主權，未經同意就將其隱私公開，就是侵犯其權益。**

一個醫師要出名並不難，只是看他以哪種做法打開知名度。就像真人實錄一樣，很多醫生對於比較有話題性的病例，一開始就記錄下病人的狀況直到治癒後，再召開記者會或是找媒體來公開經過、廣為己宣傳。對此，我經常感到質疑，也不忍心為私利而消費病人。

不公開的話，難道就不能盡心盡力醫治病人嗎？既然是一樣的事情，曝不曝光、成不成名這件事，會比沉默卻用心專注的治療更有價值嗎？而醫生是否告知病人，病人自己有意公開醫療過程嗎？病人又知不知情？這些都是在榮耀背後，醫師應該拿來檢視自己道德良心的標準。

很多時候，即使擅自使用了病人的檢體，病人也不見得會知道，但這麼做，就是違背了醫學倫理道德，身為一個醫師應該要有這樣的自覺。需要採集病人檢體細菌、血液或其他，來做醫療教學樣本或寫研究報告時，醫生都必須請病患填寫同意書，在知情同意的前提下，才能繼續下一個步驟。

二〇〇五年年底，台灣成立了「人體試驗委員會」，組織成員包括具專業知識的醫療人員、法律專家等，主要目的就是為了保護病人權益，並確保人體試驗是否均符合科學與倫理。病人的自主權包括他的身體、影像、標本……這些都必須經過病患本人的同意，醫生才可以被授權使用。

主動告知，與真正的醫療價值

在醫院裡也經常出現，有些門診病患因為身體病痛，到醫院來就診。在醫生的安排下，做了一系列的檢查或病理切片；醫生叮囑之後要回來看報告，但病人不知是忘記也好，不敢面對也罷，總之沒有回醫院看報告，檢查的結果當然也不知道。過了好一陣子，病患又因疼痛復發回來找醫師，結果醫生一看病歷報告才發現，當初來看診時已經是癌症第三期，錯過了治療時間，病情更加惡化了。

如果發生這種情形，究竟歸責醫院或是病患本身呢？

就我看來，雖然兩者都有錯，但是醫院沒有善盡「主動告知」的義務，所以該承擔較大的責任，不過損失最大的還是病患本身。所以，我在醫院啟動了一個機制，那就是重大異常／癌症通報系統。也就是說，在院內任何檢查階段，只要發現或確認患者疑似罹患癌症或重大異常狀況，就必須通報主治醫師，而且主動要求患者回診，不讓患者錯過黃金治療期。

例如，很多女性在乳房上摸到硬塊，因為聯想到那是女性疾病，她會先選擇去婦產科看診。但婦產科醫師並不是那麼清楚腫瘤的事情，不過既然病患有疑問，除了例行檢查之外，有些婦產科醫師會建議，或直接安排她去腫瘤科做更詳盡的檢查，可是有些患者就沒有那麼幸運。

曾經有一個例子，一位粉領族王小姐，在中部某個醫院因糖尿病住院，她一直喊著肚子痛，醫師安排她做電腦斷層。影像出來後，醫師也沒發現，王小姐的肚子裡長了一顆腫瘤。為什麼醫生不知道呢？第一，可能他沒仔細看影像；第二，也有可能是他不會看。因為這個醫生是專門治療糖尿病的，不太會看影像，所以他並沒留意到影像裡所出現的腫瘤。

而王小姐就這樣回家了，帶著癌症，但她卻不知情。

隔了三四個月，她又因肚子疼痛復發來到醫院。但那個時候，整個腸道都已經被腫瘤堵住了。醫院高層趕緊追溯王小姐之前就診的病例，發現這腫瘤在三四個月前早就在斷層掃描中顯示出來了，雖然緊急做了後面的醫療處理，病情到最後也很幸運地被控制住了，只是在這醫療過程中，醫病雙方都受了不少的罪。

此案例的責任歸屬，很明顯應該是醫院。我們不可以推給病人說：「是妳自己沒有回來看報告的！」或者推給放射科的醫生：「你報告裡面沒有打啊！」因為疏失已經造成，以前很多的醫療糾紛就是這樣開始的。

為了避免這樣的疏失產生，我們醫院嚴格執行「重大異常通報系統」機制。不論病人是來看哪一科的診，只要影像上出現異常就會啟動。

當病理科人員看到有疑似癌症的報告出來，他們會馬上在電腦系統中輸入此項情報發送出去。同一時間，相關科系醫生的手機將會收到通知，內容詳記病患的名字、病歷號碼、何時做的切片等資訊，或告知醫師：此病患證實為惡性腫瘤。在此同時，資訊系統也會主動通知院內的癌委會，告知這邊有一位疑似癌症的病患，請相關部門開始做追蹤並與病人聯絡。

要建立這樣的通報系統並不是困難的事。為了避免不必要的醫療糾紛，更為了維護病人權益，每個醫院都應該要積極建立屬於自己的通報管道，才不會有遺憾的事情再次發生。

以病人的權益為中心，以其利益做最大考量，醫療業績或健保的限制，都不該被列入第一考量範圍中。

身為一個醫生，必須傾聽病人的需求、想法、尊重他的自主權，讓病患的權益獲得充分的保障，才是正確且該做的事。唯有這樣，才能看見生命的「真價值」。

臨床上遭遇的困境

雖然我不斷強調「告知」的重要性，但在臨床上，我們有時仍會遇見一些困難。

在行醫的過程中，我發現至少有三分之一的病人並不想知道事情的真相，因為病人本身沒辦法接受自己罹患癌症的事實。癌症醫療的過程是漫長且殘酷的，他們會告訴我說：「醫生，不用跟我說那麼多，反正就幫我治療，我都聽你的。」所以經常有一些病人，隔了好幾年才回頭問我：「蘇醫師，我當時到底是第幾期啊？」

像最近精神好轉，來看診還會開玩笑的邱伯伯，前些日子就是這樣問我。

我說：「這個問題這麼重要，你連自己當時第幾期都不知道？」

他笑說：「我當時都昏了。你有說，但是我沒聽到。」因為他害怕面對，不願意接受。直到他狀況好轉，才敢開口問當時。

我告訴他：「第四期啊！當時你已經是第四期了。」

他瞪大眼睛，驚訝地說：「喔！這麼嚴重喔？」

換我笑著告訴他：「不過你已經過關了！」

隨著一連串的治療，醫師在與病人的相處中逐漸建立起信任感，也在過程中讓患者漸漸學會接受自己生病的事實。但是在最早告知病情的時候，若因表達不當而造成意外的憾事，不只家屬不諒解，連醫生本身都會受到影響。

醫生在第一時間，如果沒有對病患本人說得太明白，是因為怕病人受不了刺

激；可是對家屬，醫生絕對要讓他們了解，將病情和醫療過程都說清楚講明白。

雖然也有不少家屬對於病情，並不願意去面對，不願意深入了解，但不管怎麼樣，我的原則是：稍微告訴病人實情即可，但一定要向家屬說明清楚。只是要怎麼說、說什麼，這可是一門很大的學問啊！

作為一位腫瘤科醫生，在表達上一定要謹慎，並努力勤修「告知的藝術」。

醫療倫理的養成與梅約醫院的價值

美國馬里蘭州有一個Mayo Clinic（梅約醫院），最初只是一個爸爸帶著兩個兒子經營的地方診所，但他們卻以高水準的醫療品質打出了名號。此後，病人從世界各地遠道而來求醫，從一個小診所到現在院內醫生超過一千人，成為舉世聞名的醫院。

這個團體從不以營利為目的，但它卻有來自世界各地源源不絕的資助與捐款，讓醫院的營運資金不虞匱乏。醫院的董事會將這些資金用來設置更完善的醫療設備、提升醫療品質，將那些得到的捐助全部回饋給後來的病人。

真正要把醫療做好的話，就要向他們學習。

現在醫學倫理變成了評鑑的重點項目之一，每個醫院都被要求要設置醫學倫理委員會，並定時宣導醫學倫理。除此之外，也要求設置臨床倫理諮詢的專門窗口。這是為了醫生在臨床上遇見倫理問題的時候，方便諮詢、尋求解決的管道。

每年我們院內都會舉辦醫學倫理的徵文比賽、辯論比賽，和選出醫學倫理楷模。我是大里仁愛醫院醫學倫理委員會的主任委員，幾乎每半年就寫一篇關於醫學倫理的文章，在醫訊上與院內醫療人員互相勉勵。

很多醫師醫術高超，但看法偏執。尤其面臨一些醫學倫理問題，或是情況不樂觀的事情，有時反而放棄得比病人還早。常聽見一些人說：「醫生是最自以為是的一群人，也是自我檢討能力最差的人。」

這就是倫理的問題。

在醫學教育中，很欠缺醫療道德倫理這一項，也難以測試這一部分。那些基本的人格養成，醫師的醫療涵養該如何提升？學校讓那些醫學生多修一兩個學分，又有什麼意義呢？

近年的醫療道德教育已稍微有所改變，與其在課堂上坐著宣揚倫理道德，不如讓學生親身體驗。在我讀醫學院的時候，仍是以R1、R2、R3（意即第一、二、三年住院醫師）來分級，現在已改為PGY1、PGY2（Postgraduate year，即畢業後一般醫學訓練第一年、第二年），讓這些準醫生們在畢業後還要深入社區做醫學訓練。

他們每年有二至三個月得隨著醫院做社區服務：例如義診或社區的健康講座，主要目的就是為了培養醫師的醫德，這是以前沒有的政策。比如說八八水災，醫院第一年的住院醫生就會被派去救災，深入社區、親身體驗，看能否在這過程中得到感動，影響其日後行醫時的行為。**這就是修心，還有培養醫者的素養。**

要徹底改變這個體制，就必須要有嚴格的規定。要讓醫生有機會看到有人付出愛心，或是親眼看見人性光輝的一面，才有可能感動，並從心改變一個人。

相對於城市醫生的急功好利，像現在的無國界醫師，投身於世界的無償醫療，真的很令人感佩。

我們如何在組織裡創造文化？像梅約醫院，它並不是以醫療利潤為目的，但他們所從事的醫療，比什麼都還要有價值。在我認為，這才是崇尚醫療倫理，以無私的醫療為目的，所謂真正的醫療！

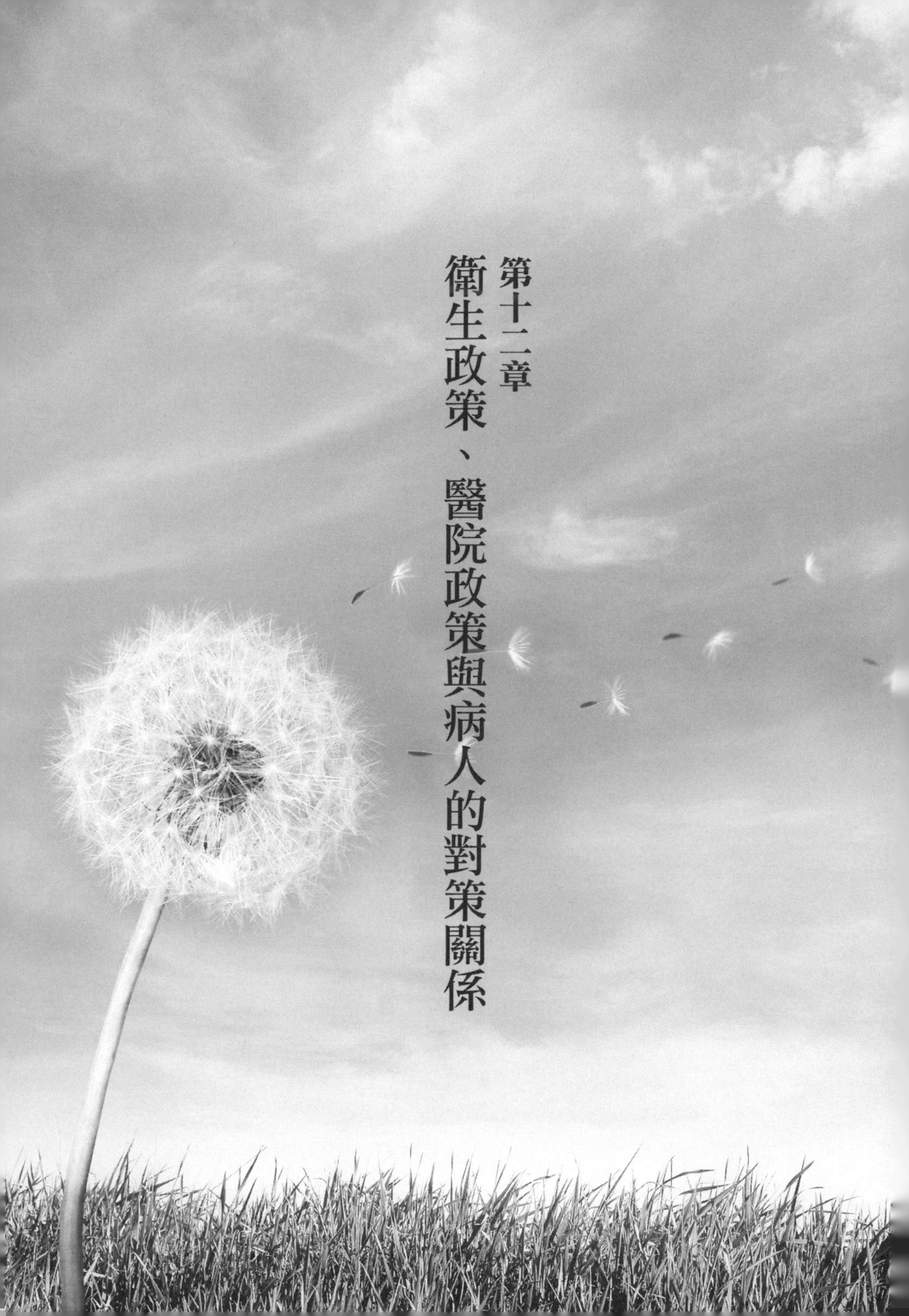

第十二章 衛生政策、醫院政策與病人的對策關係

第十二章 衛生政策、醫院政策與病人的對策關係

政府政策、醫院、病患，是三方拉扯的角力關係。
唯有從政策面，以及民眾的觀念去徹底改變，
加上醫策會等機構的運作，才能從根本改變目前的現狀。

整體來說，目前台灣的醫療現狀，在「政府政策」、「醫院」與「病患」之間，存在著一個明顯的三角關係。

由於我們的健保叫做「全民健保」，但是當「全民」先於「健保」的時候，涵蓋面就會變得非常廣。又因為它代表著以有限的資源，負起照顧廣大民眾責任，必定會引發成串的問題，以及許多光怪陸離的現象。

醫、病、院：三角關係的角力

政策執行機關的健保局，從九十九年度起，從原本只管收支平衡的營業單位，變成隸屬衛生署下的國營事業單位。從制度面來看，國家制訂政策交付醫療院所執行，民眾到醫院接受治療是理所當然的事情。究竟是哪個環節出了錯，使得關係變得如此複雜呢？

台灣的健保費用，原本就比國外低廉許多。舉例來說，台灣有很多檢查或藥品的定價，是非常低的。經常有人開玩笑說，在美國做超音波的價格和台灣是一樣的，差別只在於美國是以美元計價，而我們的是新台幣。（數字相同，匯率卻有所不同。）好幾年前，我太太在美國做超音波檢查時，就大約要付美金數百元了，而台灣到現在還是八百元新台幣。可見台灣健保在醫療資金的調配上，明顯出現資源分配不均的問題。

衛生署制訂政策，要健保局交付給醫院去執行，醫院接受了任務，卻沒有分配到足夠運用的資金。對醫院來說，引進的醫療器材大多價格昂貴，而且醫院的營運本來就要有一定的盈餘才能生存。所以當政策主導將價格壓低時，醫院在要自救的狀況下，也會想出一些應變之道，例如用衡量的方式，想辦法讓病患人數或案件數增加，以維持收支平衡。

醫院將該有的服務丟給了病人自理——因為量比質重要，醫療末端的病人就在種種醫療資源的浪費下，損害了該有的權益。**病人看似被醫院宰制，但是真正能影響政策的，又是這些包括病患的全民大眾。他們用選票鞭策醫療主管機關，去向醫院爭取更多的權益。**

於是就出現了一種奇妙狀況。健保收費低廉，導致醫療主管機關資金不夠充足，卻要照顧所有具健保身分的大眾，只好縮減醫院的醫療給付。而醫院為了營運生存，只能用較為巧妙的方式，向病人收取原本有健保給付以外的費用。而被收取費用的病人，察覺其中的不合理，便去向健保局申訴醫院的行為。最後健保局採取的方式，就是通知醫院要退費或直接對醫院做出懲戒。

這樣微妙的三角糾葛，每日都在身邊上演著。

從醫院實例面來看

從發生在醫院的實例來說，很多原本在門診就可以切除的痔瘡，醫生卻將之帶到開刀房去做手術，因為這兩種治療方式的申報金額是不同的，後者可以額度較高的「腫瘤切除」來申報。或是有些醫生，會在病人未到診的狀況下，向病人借用健保卡做違法的申報，牟取利益。

此外，也有許多病人的病症，從臨床證據看來，應該不需要再做侵入性檢查——例如病人說胸痛，臨床沒有任何數據證明他有心肌梗塞，醫生卻仍會建議他去做心臟超音波、二十四小時心電圖，甚至心導管等檢查。

醫生明明心裡有數，知道這個病人是正常的，卻為了某些原因，醫院會去做一些多餘的檢查，最後受害的還是病人本身。

像這樣盲目衡量是不對的，因為在衡量的同時，一定會造成醫療資源的浪費。但對於被分配到的醫療資源微薄，醫療主管單位卻又要醫院滿足民眾的服務需求時，卡在中間的醫療單位就只能以此另尋生存之道，這也是醫院對於不合理價格的一種制約行為。

難道醫院不能反映嗎？沒辦法，因為這是無法爭取的協商結果。

從政治與制度面來看

繞了一圈回到制度面：就行政機關來說，當然是希望給民眾多一些福利，讓大家都高興最好。但是就醫療的支出來講，我們的保費確實是偏低的。

健保局深知醫療資源不夠，也曾在壓力之下決定要調漲保費。此時政治人物就跳出來了，說：「怎麼可以調漲保費？請你們把醫療浪費、藥價黑洞先處理好！」於是問題又丟回給醫院。

保費調漲這件事，對於主管機關而言，是個太過敏感的大問題。在民主政治國家，一旦提議要調漲費用，馬上就會有人叫主管下台。為了顧及選票，樣樣討好、樣樣都給，當政治牽扯上醫療的時候更是如此！

舉例來說，健保局設定了很多的制度，但是當醫療碰到某些特定人物的時候，幾乎就沒有所謂制度可言。

報紙或新聞經常出現，當某知名人士患了病或受了傷，醫院會立即動員最精良的醫療團隊為他治療。這樣拚了命地搶救，為單一個人組織一個跨院所的醫療團隊，硬是將他從鬼門關拉回來。一般民眾怎麼可能受到這樣的待遇呢？若他沒有某些社會上的身分、地位或相關背景，醫療院所沒道理傾注這麼多的醫療資源在他身上。

如果每個人都比照這樣的救命規格，健保局早就不堪負荷了！所以把醫療問題用政治手段來解決，我個人認為這是比較危險的。

從人的方面來看

再轉從民眾方面談起。

許多人會認為，「繳了錢就應該要有相當的回饋」。這也許是醫療概念不足，也許是心態所導致，認為自己既然花了錢就要用，「反正健保有給付的，就多做一個檢查」，甚至有「反正拿了藥，放在抽屜我也高興」的想法。

健保的原意是將大家的資源和力量集合起來，一同救助立即需要醫療資源的人，而當自己有困難時，也可以得到相同的援助。但是在台灣，很多人卻覺得自己繳了錢不去用很可惜，一定想辦法將每年的額度用完。他們自願讓醫療院所多做不必要的檢查，使用不需要的醫療資源。當醫院不願幫他做檢查時，反倒會被抱怨或申訴。

閒來無事就到醫院晃，逛完這家又去逛下一家，反正有些醫院沒有部分負擔，也不需要支付掛號費。像這樣盲目地只為了想做檢查、想拿藥，就變成「Hospital shopping」的荒誕行為，不說大家可能不知道，這樣的民眾還真是不少！

如果醫療院所是因為健保的核價太過低廉，為了自己的生存而衡量，那麼有這種心態的病人就變成衡量的幫兇。

這樣的輪迴天天都在上演，轉不出來。所以很多人問：「台灣的健保好不好？」答案是：「當然是好的，好得太沒原則、好到過了頭！」問題是它到底對不對？以邏輯來講，它不完全是對的。

民眾是健保局、衛生主管機關的老闆，衛生主管機關是醫院的老闆，醫院又是病人的主宰者。於是台灣的醫療就在這「國家的衛生政策」、「醫院的執行面」與「病人權益」的三角之間，存在著環環相扣，時而衝突危懼的種種問題。

「有限的資源，不是該留給需要的人嗎？」——這才是保險的真義！

現狀的問題與改善

價格壓低會影響醫院的政策，而醫院的政策又會間接影響到病人的權益，政策的漏洞，誰又會得到好處呢？這樣危險的三角關係演變至今，不僅造成太多的醫療資源浪費，也變成一個無力卻又亟待改善的基本問題。

但這個制度到底要誰來管、該如何掌控？是誰啟動這個機制，讓醫院必須浪費才得以存活呢？又有誰能回頭來教育民眾「今天不用健保資源，表示你身體是健康的」，或是「健保的制度是來照顧你，在你需要資源的時候必能提供安全的保障」？

顯然的，在制度、醫療與民眾教育方面，都應該有超越單一立場的調整與改變。

制度面的問題——改善健保曖昧不明的屬性

大家都知道，我們繳保費的時候是依收入級距繳費，但在給付的時候，卻是沒有級距的，收入較高的人繳的健保費相對提高。如果是保險的話，應該是我繳得多，受保的項目，還有所受給付的額度也較高，這樣比較合理。例如我買C級的保險，你買鑽石特A級的保險，那你所得到的保障一定比較多。

但在健保的制度中，倘若高收入者生病了，他所受到的保障會比一般人多嗎？

不會！給的藥品比較好嗎？也不會！他所得到的還是跟大家一樣。

這麼說，我們的健保應該就是福利制度了？也不能這麼說。台灣健保資源又不足以照顧全部健保民眾，所以亦難稱之為福利制度。**若要使資源增加，在改變健保屬性之外，唯有以開源節流的方式來經營才可能開拓新局面。**以下幾點是我個人的建議，不過只屬個人淺見。

1、刪除輕症給付

台灣的健保比起全世界先進國家所收取保費都相對低很多，但卻大大小小症狀通通都列入給付範圍，而真正需要給付的資源卻有限。其中輕症給付項目又過多，資源分配嚴重不均，洞悉這個缺失的醫生們經常疑問：「為什麼常聽見又增加健保所給付的項目，卻很少聽見刪減給付項目？」

一般民眾買車險，若是出了狀況，當年度保險公司出險很多的話，隔年想買保險時，保費自然就提高，所以消費者就會斟酌。如果只是小傷，可能就自己修一修，也不想讓它出險。所以，如果刪除一些輕症給付的項目，一來可以節省掉很多不必要的醫療浪費，也斷絕了民眾想趁著福利制度之便，趕緊將繳了的錢快點花光的不健康想法。

2、拒絕個人政治需求介入醫療

保費偏低造成資源明顯不足，顯然是我們政策上出了問題，但說要將保費增加幾個百分比，民眾開罵，馬上失去了支持，也失了選票。當上位者將個人對政治的需求與想法凌駕於醫療之上，再怎麼好的政策也無法推動。我常開玩笑說，既然要弄成政治問題，何不乾脆徹底一些，在國家課稅的時候一併將這部分費用徵收，然後切一塊出來當作健康福利來運作，不是一個更好的方法嗎？

簡單來說，**要杜絕醫療資源浪費，除了在費率上做檢討外，在政策面必須要做更嚴密的管控與監測**，否則永遠處於單方面的「開源」或是「節流」下的健保，是無法完善的。

3、醫療倫理的培養與民眾的醫療教育

有些醫院會出現違法申報健保費，雖然沒到詐領的地步，但多數會用最好的申報技巧去申報費用。倘若制度面做了改善，醫療院所分配到的資源充足，解除了醫院的生計危機，醫療資源的浪費將會減少許多。剩下的就是醫院的倫理道德培養與醫療品質評鑑問題了。

至於民眾對於醫療上有虧盈心態的問題，除了政府應該在健保屬性的確立上做些調整外，更需要的是重新宣導及教育民眾正確的醫療觀念。

新加坡的健保制度是這樣實施的：例如每個人每年固定繳出十萬元，政府也發給一定額度的保險券給人民。這種制度對於新加坡政府來講，是一個不會賠錢的政策，對民眾來講，當你需要的額度超過自己的支出時，可以請求其他有保險券的人來支援，絕對不會造成醫療的浪費。

但是，現在台灣民眾的醫療觀念中，還存有「今天繳了十元，要趕快花至九元才划算」的心態。反正有錢人繳得多，我能要到的就盡量要回來！而資源本應該是共享的，沒病的人享受了九元的福利，真正需要的人卻求助無門，我們要的醫療不應該是這樣子的！

政府不應該以新增輕症給付來鼓勵民眾就醫，應該是要鼓勵沒就醫的人，甚至對就醫次數低的民眾發給獎勵，以減低不必要的醫療資源消耗，朝這個方向努力才是正確的！

三角關係若沒有平衡，再好的菜端上來也沒有用。**政府、醫院與病人必須一同努力，才能真正建立完善的醫療關係。**

醫策會運作：醫病角色的變化

醫院經營者的老闆除了前述的衛生署健保局外，另一個則是「醫療品質策進會」，它是個非政府機關的財團法人，簡稱「醫策會」。醫院營運的金額與給付的來源來自於健保局，而制訂一套作業流程與規範，來監測醫院醫療品質的單位就是醫策會。

這些年來，各醫療院所愈來愈重視基本的醫療和服務都要有品質。從前的醫療大抵只注重健康，而不太重視病人的權益，現在有愈來愈多人意識到醫療的價值除了健康外，病人的權益也很重要。醫策會的介入，使得醫院與病人之間在醫療的角色上有了不同的變化。以下就有幾點不同於從前醫療上的顯著改變：

1、知情同意

「知情同意」是逐漸普遍被重視的病人權益。

醫生除了必須詳細告知病人，從病情過程至預後的護理各細項外，整個治療的療程也必須是由醫師與病人及家屬共同決定，而非由醫生單方面決定的。從前病人沒有什麼選擇的機會，都是醫生直接告訴病人醫療的方式，病人只有回答「好」或「不好」的薄弱立場，但現在由「是非題」變成了「選擇題」。

醫生的說法也變成：「最好是A方案，如果你一定不要A的話，那還有B方案跟C方案可選。」更細心的醫生還會告訴病人，要是選擇了B方案將會有什麼結果；為什麼B與C方案不比A方案好？選擇C方案的話有什麼情況？但效果可能也沒有A方案好。總之最後決定權會在病人手中，這就叫做「醫病共同決定」。

2、醫藥辨識系統

除了重視病人「知的權益」，以及醫療、護理品質上重視病人的安全外，**醫療與藥物「辨識系統」的施行，就是一個有別於從前的大幅進步。**

比如我們拿到一個新藥時，該如何依其外觀、形狀、顏色、大小等辨識，特別是一些類似的藥品，要怎麼來辨識它就是病人該吃的那顆藥，這是一件很重要的事。因為藥品種類太多了，若是外型、學名與商品名相近，很有可能會讓病人吃錯藥，這就是辨識系統的重要性。

根據美國多年的統計，每年有上萬的病人因為醫療的疏失與錯誤而死亡。像前陣子知名醫院「傷右腳，開左腳」，以及軍醫「治疝氣卻割輸精管」的事件，就是疏忽了做手術部位辨識的例子。

以前經常發生的醫療失誤，到最後也只能訴諸法律，變成告與不告的問題而已。但傷害已經造成，在醫療的過程中沒有在第一時間做好完備的保護，再多的事後彌補不過是亡羊補牢罷了。所以減少醫療的錯誤與提供醫療的價值同等重要。

3、異常事件通報系統

品質推進的重點還有一個，就是異常事件的通報。

常聽說醫院或病人發現給錯藥了，甚至還有更嚴重的比如輸錯血，將問題拿回醫院做檢討，從檢討的過程去修正很多步驟，比如要執行三讀五對，去追究到底哪個環節出了問題。這種不在正常醫療過程發生的事情都屬異常事件，就必須通報。經過檢討、修正作業流程，以減少類似的事件發生。

很多醫師在值班時刻，突然有緊急的病人需要進行開刀，或是突然心肌梗塞病人要施作心導管手術，就從前來講，即使根本不會做心導管或是相應的手術，很多醫生還是會硬著頭皮攬下來。除此之外，也有一些醫生可能高估自己，反正在場除我之外，也沒有別的醫生，就幫病人做吧！有事情的話，責任我自己扛！

現在的醫療服務是沒辦法忍受這種事情發生的！黃金時間就九十分鐘，醫生必須馬上打電話請另一位真正專門專科的醫生到場，做主要處置。「有事我負責！」這種逞能的事，是非常不負責任的，畢竟這關乎病人的生命權益，不是誰說負責就真能負責得起的。異常事件通報的重要性就在這裡，只要違反病人權益，就是不對的。

例如，現在正好是某位醫師值班的時刻，但此醫師對病人的處置，讓其他在場醫護人員感覺是有問題的，醫生說不清楚，而病人也對這樣的處置感到不滿。看到醫病關係出現這麼大糾紛的時候，在場的人員馬上就要啟動異常事件機制來通報院方，立即出面了解狀況。

這樣的制度與管理方式，每個醫院都有在做，雖然程度有些微不同，至少比起從前，現在醫病雙方相對都有了保障。

4、危險值通報系統

從前的醫療也經常發生住院病人檢驗結果出現異常，而檢驗科的人員將數據拿到病房，貼在病歷上時，卻沒有通知醫生，或醫生也沒有仔細確認的事情。曾經也發生過病人的血鈣數已超過正常值的一半以上，醫生、主護與值班的醫師都不知道，病人就出了意外。

醫療的過程是環環相扣的，在哪一個環節出了狀況，很可能就會損害到病人的利益，重則發生無法彌補的憾事，在此，**「危險值（異常值）通報系統」就成為連貫這些環節重要的工具。**

我們在檢驗科、病理科以及放射科這三大科裡設置了危險值通報系統，舉凡檢驗中出現異常值或影像中發現有惡性腫瘤時，便會馬上以電腦通報主治醫師、癌委會或相關醫療團隊人員，以清楚病人的檢驗狀況。

這樣一來，即便病人在做完切片之後沒有回醫院，或轉診到其他院所，也不會因此疏忽了重要的檢驗結果，直到腫瘤出現轉移才發現事態嚴重的問題。

因為通報系統的收發訊息都會列入紀錄，如此一來，不但保障了病人的權益，也減少了不必要的醫療糾紛。

5、整合性醫療與個案管理

除了危險值通報系統，現在各醫院比從前更重視並實行「整合性醫療」與「個案管理」的醫療方式。

舉例來說，糖尿病的患者大部分心臟不太好，也經常會出現手麻或是腎臟方面的問題，於是每個月可能需要看上三至四個醫生：心臟科、神經內科、腎臟科或新陳代謝科。

這樣的看診方式除對病人本身在就醫時候造成不便、延誤時間之外，又因各科分別會診的關係，下一科的醫生無法確知其他科醫師開了什麼樣的處方，或是治療方式，經常看診完更是一頭霧水。尤其像是手術開刀，在各科醫師的判斷上甚至出現衝突的狀況，弄得病人莫衷一是，不知如何是好。

「整合性醫療」即是將這種片段式的醫療會診模式，轉變成圓桌式的討論與溝通。針對有特定科種需求的病人，由各科專業醫師提供整體性的評估與整合協調的處置內容之後，再向病人或家屬說明進度與醫療方式。讓病人不用再奔波各科之間，在到院的同時就可以接受統整性的治療，**不但減少了看診費用的支出，也避免醫療重複或疏漏的發生，確保了患者就醫的權益。**

站在病人的立場，現在各醫院已逐漸重視個案管理部分，將需要整合醫療的病人當作個案來照顧。個案管理師除了做諮詢與個案追蹤外，也為醫院做訊息統整和管理。

藉由透過「個案管理」與「醫療統合」的模式，給病人適切而完善的醫療服務，讓醫療核心價值所在之「病人的權益與健康」得到更完善的保障。

落實監測——醫策會的醫院評鑑

醫療的核心價值，就是病人的「健康」跟「權益」，這是每個醫療人員要有的共識。該如何查知醫院是否落實推廣醫療品質的促進？身為醫療監督機關，除了制訂醫療政策之外，還設有一個評鑑的制度，每隔三四年，就會對各級醫療單位實行醫院評鑑。

評鑑項目眾多，試舉抗生素為例，各醫院要就病人「使用抗生素的平均天數」還有「期間使用抗生素之人數」等細項做統計後，每月呈報醫策會，而醫策會在系統計算後公布同等級醫院的總平均及更新標準值。

假設在台灣地區這個層級的醫院使用抗生素的數值應為百分之三，若醫院總值低於此數值，表示沒有濫用抗生素；但若醫院的數值為百分之五，就表示這個醫院出了問題，要做檢討。

醫策會提供了這個機制，定期通知醫院，讓醫院了解自己脫離正常值有多遠。而在醫院這一頭便要去做細部的管制與分析，或做歷年比較，找出偏離「同儕平均值」的原因，而進行改善。

我們院內就曾經發生過這樣的情況。在醫院管理的報告中，我們發現心臟科用的抗生素特別多。照理講，抗生素用最多的應該是重症度高的科別，如外科、神經外科或腫瘤科等，通常在病人免疫力不好的時候需要使用。心臟科多是做導管或其他外部處置，怎麼會用量升高呢？

後來院方綜合分析後發現，心臟科裡面八個醫生中，有一位醫生使用了大量的抗生素。我詢問那位醫生為何會出現這種狀況，他說：「我發現病人白血球高的時候就使用，結果是我的病人感染率很低。」

這邏輯聽起來好像是對的，但其實大錯特錯！在感染的徵兆都還沒出來之前，醫生就讓病人使用抗生素，白血球數量高高低低，從四千到一萬都算是正常的，上回四千，這回七千，看到稍微高了，就馬上給病人使用抗生素，這就是濫用。

更危險的是，抗生素的濫用將會造成醫院病菌感染更為厲害！這也是「超級細菌」產生的原因。

醫院有醫院的細菌，醫院裡每天有上千上萬的人在這裡出入，空氣中所流動帶來、帶走的什麼樣的細菌都有。一般而言，細菌很脆弱，稍微用好一點的抗生素就能消滅。但細菌是很容易變種的，倘若濫用過多抗生素，那些沒被殺死的細菌就會變成更厲害的細菌，存活下來的細菌基因中就存有變異性，對病人來說，到最後什麼藥都沒效了。

以前抗生素還是醫療聖品的時候，很多人不明白，有抗生素的話先打再說。其實使用這麼多抗生素，對病人一點好處都沒有，更會使前來就醫的民眾感染而不自知。

醫療進步，為了避免院內感染就是減少抗生素的使用，現在甚至主張開刀時的抗生素就只用在手術當天，四劑打過之後就不能再使用。

醫策會會進行抗生素使用的天數偵測，使用抗生素超過二十四小時以上的有多少？過多的就表示這個醫院的醫療品質不好。由於個人錯誤的想法，將整個心臟科的抗生素用量提高，間接使得整個醫院的抗生素用量超過基準，這樣的做法很不應該。

藉由這樣的機制，我們就可以輕易將原因找出來，並對醫院的醫療品質做一些改善措施。

醫策會這一套機制，為台灣醫療的品質跟醫療安全的保障，提供了一個很大的貢獻。經過評鑑，醫院會得到一個特優、優等、合格或是不及格的醫院分級。如前面所說，醫院兩個老闆：一個管錢，一個管事，這兩個基本上是掛在一起的，當醫院被降級之後，對於給付與額度都會造成影響。

而衛生署就是用這個評鑑來鞭策醫院要做到一定的標準，不符合標準就將之降級。為此，醫院會自訂SOP，比如說「病人安全」、「醫療品質的監測」等，再讓醫策會鑑定此項標準作業流程的可行性與正確性及品質。

有了這樣的評鑑標準，病人權益確實獲得了相當的保障。對於醫院方面，服務品質的提升增加了病人的滿意度，更創造了醫院與醫療本身的價值。

從醫療品質而創造價值，這是近十幾年來台灣醫療上最大的進步。

妥善運用癌症醫療資源——預防醫學與安寧照護

很多人都認為，高額癌末的治療與給付對整體健保醫療資源而言也是一種浪費。

現在衛生主管機關發現，很多醫療資源的使用，都發生在病人死亡的前一個月，這是一件好的事情。因為在治癒率方面，台灣與國外其實已經沒有太大差別了，所以衛生單位現在致力於癌症的早期療癒，著重在癌症的前端治療，宣導民眾如何避免得到癌症；或是提供一些措施，讓民眾可以早期發現，早期治療，這也是癌症醫療最重要的課題。

目前大力推動全國性的癌症篩檢，主要有口腔癌、大腸直腸癌、乳癌跟子宮頸癌等四大項目。

這項癌症篩檢政策是由國民健康局所主導，當局發現所有被診斷出癌症的病患，其中有四分之三的人在被診斷罹癌前曾經就醫過。換句話說，每十個被診斷出癌症的病人裡面，就有七點五個曾經在確認癌症前上過醫院求診，他可能不是看腫瘤，可能是看高血壓、看感冒或其他病症。因為這個發現，衛生單位認為**若是在醫院裡積極宣導癌症篩檢，就能夠找到百分之七十五的癌症病人，讓病人可以早期發現，及早接受治療。**

對此項措施我十分贊成，它是一個對的方向。以早期癌症篩檢的方式，尋找出可能患有第零期、第一期的癌症患者。以最簡單的方法將之篩檢出來，然後以較不繁複的方式治好它，這樣一來，癌症的治癒率就會上升了。

相對於癌末治療所花費的醫療資源，在所有治療條件都沒有改變的狀況之下，就可以得到一個很好的結果。

這些年來，經由政策的推行發現，現在子宮頸癌已經不是女性癌症排名的第一位了。從前腔內治療做得很多，但因為有了「六分鐘護一生」的防癌宣導，所有早期的子宮頸癌基本上都被篩檢出來了。

癌症的治癒率，因前端的篩檢有了顯著的提升，減少了癌症部分醫療資源的花費，而末端的照護亦是不可忽視的重要問題。

在末端，如果癌症病人最後沒辦法治癒，就以插管或急救的方式作為處置，不僅病人受罪，也浪費了很多醫療資源。更重要的是，他們並未因此而得到更好的結果。

倘若病人的病況太差，到最後沒辦法治好，那麼「長照」（長期醫療照顧）或是「安寧照護」的宣導與規劃就變得十分重要了。這是國內尚未完善且須重視的議題與長期目標。

除了前端與末端的照顧外，「器官捐贈」的宣導也是開始需要推廣的重點。在日本隨處可見一種黃色「器官捐贈」的小卡片，許多年輕人在卡片背面簽完名後便將之放在隨身的皮包裡，在萬一發生事情的時候，醫院就可以由卡片的許可，幫助其他需要被捐贈的人。這是一種愛心、一種回饋，也是一個不浪費醫療資源的好方法。

若從癌末照護與器官捐贈的推廣著手，使之也像癌症篩檢一樣更為普及，相信健保資源在運用上會更加完善。

癌症治療：要求更高的醫德標準

經營一個事業體，利潤的追求與創造是理所當然的事，但當醫療被當作事業體來經營時，就會無可避免出現一些衝突。

健保局制訂的單價低，論量計酬的計算方式，醫院當然情願多做以維持收支平衡，如此就會發生本該半年做一次電腦斷層，卻因利潤考量，短縮成三個月就幫病人做一次的浮濫申報。

其實若單純只牽涉申報金額問題的話，還有得補救。以醫療道德上來說，做這項檢查對於病人本身沒什麼太大損害，只有增加輻射暴露。反倒有些病人自以為得到好處（只是這個好處並沒有任何意義罷了）。更糟糕的情況是，醫生為了追求利益而罔顧病人的健康與生命，才是嚴重的問題。

病人不過做了髖關節的手術，照理來說這種傷根本不需要住進加護病房，但外科醫生卻告訴病患或家屬：「加護病房對他的照顧比較好。」這其實是在危害病人健康。因為在加護病房裡面大多都是重病患者，很多人都已經使用到三線的抗生素，裡面的細菌肯定很毒，在強力抗生素的使用下沒被殺死的細菌，一定毒性強大。但是就因為病人住進加護病房後醫生的抽成比較高，一天是五千元的病房費，而住一般病房的話只有八百元。醫師為了自己的收入，罔顧病人生命安全這種事，實屬不應該。

之前曾有一則新聞，醫院給病人一紙假的診斷證明，欺騙病人說他疑似罹患胃癌，幫病人進行手術開刀將胃拿掉。其實根本沒有這麼一回事，但是醫生卻以此向健保局申報癌症切除。

以違法申報牟取利益問題事小，傷害病人身體而牟取醫療利益問題事大。違反了病人的自主權與權益，並且傷害病人的身體，這是很嚴重的。

我經常會看到病人被送進急診室後，醫生從開始到最後都在講錢的問題，這是醫學教育失敗的地方！我們應該要先告訴病人，在健保的狀況下能做什麼樣的手術，最後才告訴他，如果經濟狀況許可，還有更好的材料或者是有讓病人更早下床的方式，而不是倒過來先講自費的事情。因為這會讓病人不滿，產生「是說我沒有錢，就不能開的意思嗎？」即便醫師原本沒有這個意思，難免會讓人有不好的觀感。

制度的疏失扭曲了許多醫療行為。此外，醫生養成教育與醫院的管控也是應該重視的課題。

尤其像癌症的病人，到末期治療所花費的金額會愈來愈高，動輒好幾十萬，甚至上百萬。不只化學治療、標靶治療，甚至連放射治療也是一樣，在收自費費用的時候，醫師難免會遇到道德掙扎的問題。在這之中，至少我們應該將其花費及得到好處的可能性告知病患與家屬。

所以我認為，**做癌症治療的醫生們該對自己的道德倫理有所要求，而且必須要比一般病症科別的醫生更高**才對。

醫院的管理須有嚴格的管控制度，並注重倫理道德的教養，讓醫生和醫院在追求利潤的同時，也必須將醫學倫理的原則牢記在心。

【後記】感謝生命中的貴人

原本不是腫瘤科

我不是個愛出風頭的人，個性屬於慢熱型。自小在父親的教導下，待人誠懇，不曾因己私去做什麼謀求利益的事情。即使到現在投入醫療工作多年，遇見需要裁決的事項，我也一定秉公處理，且符合人性及團體利益。正因為秉持著這樣的態度，久而久之我發現，我說的話在同儕中也變得較有影響力。

我就讀的國防醫學院是一所

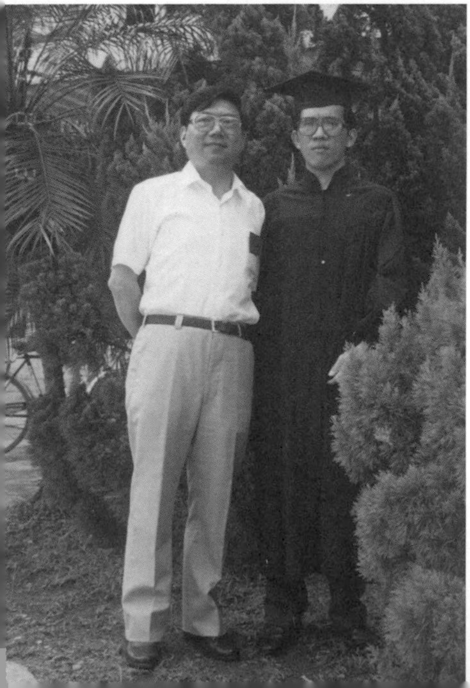

蘇院長與影響他一生的父親。

採軍事化管理的學校，條條紀律嚴謹。儘管醫學院的學生課業繁重，但學校仍秉持著嚴謹的管理規章：過了晚上十點，宿舍一定得熄燈；早上六點半號角吹起，大夥兒一定得起床。起床後的早點名、唱歌、答數至課堂上課，都等同軍校，一樣不少。

很多時候，同學因為書念不完，在熄燈後仍窩在棉被裡，打著手電筒繼續苦讀，可是這樣的夜讀行為一旦被發現，仍會遭受懲處或警告處分。

雖然說這就是制度，但諸如此類的事情在我眼中看來，會覺得同學們的做法合理，反而是宿舍管理毫無商量餘地。我在當時被推舉為學生會長，不知道自己哪來的勇氣，帶領了幾位同學向連長反映這種規定不合理。誰知道連長認為我這是違反紀律的行為，記了我一個申誡，此後我更變成他的「眼中釘」。

同學們愈是跟著我，他對我便愈感冒。有次同學在熄燈後慶生被他發現，認為是我帶的頭，馬上記了我一個申誡；晚上睡覺前同學不唱軍歌，因為我是班代，他也記了我申誡。

這樣一個又一個，到最後我被記了七個申誡，操行成績完全拉了下來，在三年後計算畢業成績時，還為我帶來了一些選科的影響。也就是說，因為操行成績的影響，我本來不應該是腫瘤科醫師，而是其他科別的醫師。

話雖如此，對於這樣的結果，我沒有怨言，也不曾後悔。而且說來幸運，在大學時期，我遇上了幾位很疼愛我的老師。在生物統計、解剖學和英文通識課分班的時候，我一直都擔任班上的小班代。雖然生物統計有很多我不擅長的微積分，但既然老師重視我，我就有做好榜樣的責任。記得生物統計學的女老師，她跟班上同學說：「你們不用擔心程度的問題，考試的時候，只要考贏蘇志中就可以了。」也就是說，不管考幾分，我就是那個及格分數的最低門檻。

英文老師更可愛了，有一回他拿了一只公文袋交給我，說：「蘇志中，請你幫我把這份考卷拿到教務處去。」我跟同學一起到教務處的途中，同學從沒有封口的細縫中看見，那紙袋裡裝的是下星期英文考試的試題呢！同學叫我拿出來看一看，我說：「不行，老師對我這麼信任，怎麼可以拿出來看呢！」我想老師是故意的，像考題這麼重要的資料，豈有不封的道理？後來英文老師結婚時，還找我去當婚禮接待。

他們對我的信任，直至今日我仍十分珍惜。因為珍惜他人對自己的信任，所以我這一生也絕不負人！

幫助我推開這扇門的「貴人」

到了實習的時候，同學都忙著考慮要選擇榮總或三總作為實習醫院。但當時我想都沒想，就選擇了榮總。

由於三總與國防醫學院都屬軍事體系，如果在實習的那一兩年內，把周邊的關係打好，以後選科會比較容易。因為大內科、大外科以後還要分科，而且實習成績也會比較好，所以日後想要留在學校或醫院服務的人，都會選擇三總，那也是軍事體系最高的醫學機構了。

但我選擇榮總的原因，主要是到榮總實習的學生，除了國防醫學院之外，還有陽明醫學院或北醫、高醫等其他醫學院的優秀學生。我知道醫療的平台是不容許狹隘的，所以我想走出去，和不同醫療體系的佼佼者相互激勵與學習。

果然，在一年的實習生活中，我學習了不同於學校所學得的東西，也讓我認識了許多優秀的醫師與夥伴，在未來的醫療生涯中也增添很多色彩。同時，我也在榮總遇見很多認真教學的總醫師，而且他們毫無門戶之見。一年實習結束時，我因成績優異而拿了實習獎。

第二年的實習，我依校方規定回到了三總，仍舊保持不錯的成績直到畢業。以我的成績，是可以直接留在三總服務的。但因為被連記了許多申誡之後，我的操行成績與學科成績平均下來，名次被排到二十多名，導致選科的空間變小，無法選到有興趣的科系。

不知道是不是天生就叛逆的關係，我對於軍方體系有點適應不良，所以也讓我重新考慮自己的未來與選擇。於是畢業前，我獨自到學校辦公室找教務長，開口向他說：「我畢業後不想待在三總了，我自願到其他的總醫院，相信可以選到夢想中的科別！」

總務長有些吃驚。聽完我的理由，他搖了搖頭，要我坐下來，認真地苦勸了我一番。最後他說：「你結業的總成績平均都在八十分以上，這樣優秀的醫師，三總不能留住你，真是太說不過去了。」

總務長的一番話讓我遲疑了許久。

我知道若繼續留在三總，將來一定會有很好的發展。加上當時女友已經在台北工作，而三總是軍公五級醫院唯一在台北的，如果我留下來的話，也可以彼此就近照顧。

離開教務處，我繞到微生物學系系主任的辦公室。這位系主任是台灣早期B型肝炎疫苗的權威之一，從我進國防醫學院開始，就一直對我倍加疼愛。由於他對我特別關愛，同學都戲稱主任是我的「乾爹」。

「再三考慮過後，如果教務長真的希望我留下來，那麼我就跟著您念微生物學系，一邊當助教。一兩年後申請出國深造，四年後取得博士學位再回國教書，從助理教授慢慢升到教授，這樣好不好？」我將想法告訴他。

「那樣的話，你這輩子乾脆就待在學校裡好了！」他冷淡地說。

我心頭一驚，照理說，系主任是從事基礎醫學的，應該是很贊成我才對的。主任看見我沉默不語，他抬了抬眼，說了一句：「你不適合！」

後來他才告訴我，念書真的不是件好差事，教書和做研究是很辛苦的。再來是他太了解我了，他認為我的個性適合與人接觸。

他建議我，無論被分配到哪一科就儘管去。「臨床才是能發揮你所長的地方。」正因為當時那一席話，讓我開啟了進入腫瘤科的這扇門。而我有今天的成就，也要感謝生命中的這位貴人，直至現在我仍深深懷念他，還常對家人提起這一段往事。

赴美認識一生中的恩師

台灣早期對放射腫瘤科的認識不多，設備也很簡單，最好的機器就只有一台

「鈷六十」，能使用的化學藥物也沒有幾樣。第一年至部隊服務，師長或長官問我是哪一科別的醫師，我回答後他們都說：「只聽過內科、外科、眼科、耳鼻喉科，沒有聽過什麼叫腫瘤科的！」可見當時腫瘤是多麼冷門的科目！

因為聽了系主任的話，畢業後第一二年，我都留在三總的放射腫瘤部服務。幸運的是，當年我遇見的主治醫師，是現在台北榮民總醫院癌病中心主任顏上惠醫師。他溫文儒雅的個人特質與待人處事態度都令我欽佩，與他共事的那幾年，讓我獲益良多。

在腫瘤科待沒幾年，放射醫療開始在醫界蓬勃發展起來，榮總想延攬優秀的醫師加入放射科團隊。三總與陽明系統出身的醫師是榮總的第一考慮，不過那時門戶之見相當厲害，在派系競爭後，榮總最後決定聘用國防醫學院的醫師，就是顏上惠主任。在顏主任去榮總之前，他還請我跟我太太吃飯。直到後來有一個機會能去美國進修，也是由顏醫師幫我寫推薦函。

一九八九年，三總有個機會可以讓醫師到美國進修，當我提出申請時，只知道自己要去麻州總醫院的腫瘤治療中心深造。直到出國前，才知道麻州總醫院是哈佛醫學院裡最大的教學醫院。

那次赴美進修，是我生平第一次出國。我在那裡遇見了一生中對我來說最重要的貴人，也是全世界頭頸部放射腫瘤的第一把交椅——我的恩師C.C. Wang教授。

跟在大師級的恩師身旁，讓我在美國的那一年，對腫瘤醫療有了更深入的了解，並將自己的醫療技術提升到更精湛的境界。一年後，我回到三總繼續服務。或許每個人對醫療的看法不同，有病患需要我，我就一定會站在那個位置的，無論對象是什麼樣的身分，不管是軍眷或是民眾。

那時，每年癌症醫學會都會請一位國外大師級的醫師來台做醫術交流參訪。回國第一年，學會提出要求，由我邀請C.C. Wang教授來台交流，我便大力邀約。他願意來，其實大家都很驚訝，因為他從來沒有到台灣講學，所以能邀請他來，我感到與有榮焉。

他來台灣舉行了多場演講會，會後很多人向他索取手上的研究資料，他只留給我。在老師訪台行程中，他要求我一定得隨行。比如說，去和信醫院拜訪黃達夫院長時，他也是只帶著我去。

那時我才剛升上主治醫師的第一年，大家覺得納悶：奇怪，那人到底是誰。後來流傳開了才知道，原來大師身邊的那個人，叫做「蘇志中」。

台中與台北的抉擇

在此次老師訪台之前，曾經有個機會讓我考慮要不要離開三總到仁愛醫院的台中院所工作。起初是因為我身上綁著軍職，想離開也無法走。碰巧，我到美國進修的時候，終身役的規定改制了，但是真的要離開的話，心裡頭又多了點猶豫不決。

因為當時我太太的工作、娘家全部的生活重心都在台北，我不知道她是否願意跟我一起去台中，在不熟悉的地區，為了讓我投入當時仍屬新領域的「放射腫瘤科」闖蕩？

當我向家人提起我有這個機會的時候，果真整個家族都斷然反對。邏輯很簡單：若是我待在醫學中心一定有更好的發展，至少醫學中心名聲上也比較響亮。在那當中，

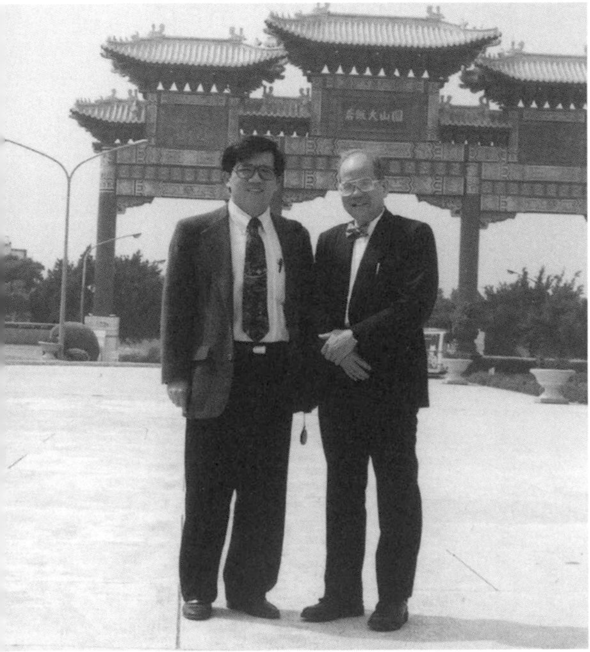

蘇院長與恩師Dr.C.C.Wang。

只有兩個人舉雙手贊成，一個是我爸爸；另一個就是我太太。

我尤其要感謝我的太太，為了我，她辭去在台北高薪的工作，犧牲最大卻無怨無悔。由於有了他們的支持，讓我沒有後顧之憂。

這一回，剛好老師又提起這件事情，我便問他我的決定是否正確。

他看著我，說：「Dr. Su, You should be a boss.」

連著幾天的演講，會後總有許多臨床醫師會爭相向Dr .C.C. Wang請教，他都只輕輕地交代，你們有什麼問題直接去問Dr. Su就可以了，我的東西他都知道。

他給了我一個很大的favor，就像是宣告著說：「Dr. Su是我在台灣的嫡傳弟子，最了解我的就是他。」

那回的交流參訪之後，漸漸知道我的人也較多了。過了不久，在另一位學長的引薦下，我離開安身十二年的三總來到大里仁愛醫院。我知道棄守安穩疆土去開闢新的生活或許將會面臨許多不可預測的危難，但是我有諸多愛護我的人的支持與溫暖的守護，再多再艱困的挑戰我都能一一克服。

我一直覺得自己是個平庸的人，沒什麼過人之處。學術與醫術的成就上，比我優秀的人太多了。但或許就因為自己這樣平實的個性，樂於善待別人，所以冥冥之中在我人生的旅程上或遇危困之時，總及時會出現能拉我一把的貴人。甚至那些曾經給我磨難的人，現在回想起來，也是感謝。

與恩師愉快的回憶

在老師訪台的中間有一段小插曲。當年在美國進修的時候，我將自己所有的幾十萬的存款都帶過去。因為我太太懷孕了，小兒子在美出生，一年之內幾乎用完了我所有的積蓄，連車子都賣掉了，回國時沒車也沒錢。

當老師來台灣，因為他是我邀請的，所以總是要負起招待與接送的責任。碰巧我有一位學長正打算赴美進修，我便請他提供車子跟我一起跑行程。

因為會是在榮總開的，中午的時候，我們便開車從北投送老師回圓山飯店休息。想想那時候真的很辛苦，我們沒有休息的地方，在等他的空檔，我與學長就坐在大廳的椅子上打瞌睡。他在美國的華裔學生幫他做了一個來台的Schedule，此次台灣之行，他非常期待我們帶他到萬華的華西街逛逛。

那時候我的月薪也不過幾萬元而已，而學會只負擔老師的機票以及住宿費，其餘的就得自己想辦法。

對老師來講，華西街是個很新鮮的地方，那一帶有很多活海產與美食。在美國很難看見活的海鮮，除了龍蝦以外，在東岸很少能品嘗鮮活的食物，甚至連活魚都鮮少看見。他選了「台南擔仔麵」，那是高檔有名的海鮮餐廳。我們雖不太熟悉該如何點餐，亦不能怠慢了老師，便單點了很多樣的海鮮。但是摸摸口袋，身上的錢不多。又怕出糗，所以就在菜量上有所斟酌。他非常開心、食慾很好，直喊著「delicious！」

他美味地品嘗著九孔，吃到一半突然發現我們都沒怎麼動筷子，就問：「咦，Dr. Su，這麼新鮮，你們怎麼吃這麼一點點？」

我連忙搖手，說：「剛出來的時候我們都吃得很飽，你吃、你吃！」

我們不敢吃呀，吃了還得了？那個時候一兩萬對我們來說就算是很多錢了呢！

但不管如何總是要以客為尊，更何況是恩師嘛！即便自己飢腸轆轆也要讓他開開心心地吃一頓。不過這也是年輕時候的一種磨練吧！後來那位學長到了美國也進入同一家醫院進修，想必是此次的台灣之旅，讓老師刻骨銘心吧。

初到仁愛

機緣巧合，由於當時仁愛醫院的副院長正在招兵買馬，他委託在三總服務的同學到腫瘤科發佈徵人訊息。當三總的腫瘤科主任詢問我們的意願之時，第一個舉手自願去的就是我。

仁愛醫院最初是在台中柳川西路的一個地區醫院，由於規模不大，醫生們都猶豫著該不該去，要是醫院拓展成功的話還好，若沒成功的話，可是前途未卜哪！所以當我自願要過去的時候，同學心裡都很納悶：第一，這一仗，可是要前往未知之地的單打獨鬥；第二，若要說比起三總，當時的仁愛真只是個規模不大的醫院。

直到一九九五年在大里的本院建設啟用後，他們才知道原來仁愛並不小。新院設有六百多床，從一個地區醫院擴充成一個區域醫院。

那時候院內的醫生大概來自三大系統：一部分是中國醫藥學院，另一部分是來自台大醫學院，還有一部分就是我所屬的國防系統。

起初，來大里仁愛醫院草創腫瘤治療中心，設置台中地區第七台直線加速器，長久以來一直自我期許以好的治療技術及全程而良好的醫療服務品質，服務癌症病患，所以在八十六年設立中部第一個「光子刀」放射手術治療中心，九十二年引進

「強度調控放射治療」。為與國際放射治療水準接軌，「影像導航弧旋刀放射治療中心」也於九十九年十一月二十四正式成立並啟用，期待能提供癌症病患更優質的治療，且具國際水準。

在當時的院長，現在的總裁支持下，我有更多的空間能發揮所長，盡情揮灑。

「汝顏之友聯誼會」與「癌症關懷專戶」

五六年前，我計畫設立一個癌症的基金會。

從前大里仁愛醫院最大的癌症病友會是設在我們腫瘤科的。我們辦過大型的活動，也設計一些餐會、表演，例如讓癌症病友媽媽帶著小孩走秀，諸如此類的活動。

除此之外，我們也培訓了一批志工。「汝顏之友聯誼會」是一個很成熟的團體，她們參加全國性、世界性的活動。我們必須要有一些經費支援她們去做這些事情、贊助參加一些活動。尤其前幾年經濟愈來愈差，我們發現許多病人真的需要幫忙：比如癌末病患需要的白蛋白，或是乳癌病人化療掉頭髮時，需要添購假髮等等的經費。

於是當時我就有一個願望，想要為癌友設立一個基金會。

從前要設立一個基金會很簡單，大概只要一千萬就可以申請，但後來變成要三千萬才可以設立一個基金會。我將這個想法告訴醫院的總裁，他亦十分贊同。他說：「這樣好了，直接在仁愛社會福利慈善事業基金會的下面設一個關懷專戶，專款專用。」

於是在一九九五年三月，「癌症關懷專戶」由此誕生。這個關懷專戶主要是在接受病患家屬及善心人士的零星捐款。

因為我們幾乎很少到社會上去募款，而是當部分癌症病患好了之後，開始有自發性捐贈，就像成立的最初，一位由我治療好的年輕男性，一捐便捐了十幾二十萬。

我們將專戶的經費分成幾大部分，第一部分是「志工的專業培訓」。因為在幫助病友方面，志工們是需要一些技巧的，包括支付他們出國受訓的經費。再則每年志工們也會舉辦一些教學活動，例如找中醫來講授如何調養身體，或是找美容師來為開刀後只剩下一個乳房的女性，講解該怎樣來穿衣服，如何護理等術後的關懷活動，或是健身操等等都涵蓋在裡面。

第二部分主要的目的是「幫助經濟弱勢的癌症病人」。生活方面，比如病患本身經濟能力不好，在志工協助之下可以申請到一些像是租房子或是交通上的小額資助。在醫療上，每年我們都會買一百瓶左右的白蛋白。因為癌症病人在末期的時候

——特別是肝癌的病人——經常會出現低白蛋白血症。白蛋白太低的時候只有兩個方法，一個就是輸入白蛋白，第二個就是輸入血漿。健保的給付通常是不夠的。白蛋白一瓶市價大約要兩千多元，很多病人真的買不起，所以我們就大量地訂購來提供一些真正需要的病人，舒緩他們因缺乏白蛋白而出現的水腫現象。

曾經有一次我進了電梯，一位志工媽媽正推著坐輪椅的病人要下樓，看見我時，她立即將口罩拿下來，說：「院長，我是小葳的媽媽，您還記得嗎？」我想到那位年僅二十出頭、可愛的男孩。他因為癌末水腫得難受，卻沒有經濟能力支付白蛋白的費用。那時候我也是用了專戶購買的白蛋白，幫他打了好幾瓶。印象中他媽媽對我一直感念在心，也聽說後來她便在醫院裡面當志工。

我想起來，點頭說：「嗯，我記得！」小葳媽媽開始流下眼淚說：「那一段時間，很謝謝您照顧我的孩子，雖然最後還是走了，我每天還是很想念小葳，也很感謝您。」

電梯裡面迴盪著她細細的哭聲。那一刻，我覺得設立關懷專戶真的就是我必須做的事情！

而專戶的另一個主要目的是「協助癌症病人走入社會」。病友會的志工大多都是親歷癌病過程的過來人，讓他們去關懷並協助其他病患是最恰當的，因為他們可以用親身經歷去支持其他病友們，讓他們打開心扉，從封閉中走出來。

除此之外，我們每一年都會為病友們辦國內旅遊，每兩年辦一次國外旅遊，主要是為一些沒有醫療團隊在身旁便無法安心旅遊甚至出國的病人圓夢，我知道這對病人與家屬而言都是很有意義的事情，所以旅遊活動也持續舉辦著。

由於這個專戶的成立，也讓我們在培訓志工、舉辦關懷活動以及在幫助弱勢病友的推動上作業順利。

這個關懷專戶，今年十一月起又多了一個使命，因為我們成立了「影像導航弧旋刀放射治療系統」，有些自費的部分（因健保無傳統申報項目以外的新項目），我們將由此專戶來補助保險以外的費用，真正落實以「仁愛之心回饋社會」的理念，況且我也不認為「癌症是有錢人才生得起的病」。

這個專戶的經費是由病友的捐款，再由此來回饋給其他的病人，讓更多人可以承受到前人的恩澤，以及所有需要幫忙的人。

接任院長

二〇〇八年，我出任「仁愛醫療團財團法人」——大里仁愛醫院與台中仁愛醫院的第五任院長職務。

在接任院長之前，身邊不少人擔心這樣吃力的職位會磨耗掉我很多屬於自己與家庭的時間，但我認為，這件事對我來說也是一種生命的歷練。

當然過程中也經歷過一些磨難，很多人以為我會就此被打敗，但他們錯了，我的性格「堅持做對的事，絕不輕言放棄」，而且因為我是軍醫出身的，除非我自己妥協，否則遇到再大的困難我亦打死不退。

我真的很感激「仁愛」這個醫療體系，從上到下對我全力的支持，讓我擁有這樣一個舞台，可以發揮管理團隊的能力，也讓我可以適度調整營運的方向，讓我可以去做很多想要幫助病人的事情，我會更加誠懇、謹慎、熱情，進而為病患、為社會創造出「醫療真正的價值」！

國家圖書館預行編目資料

從來不放棄：關於癌症，腫瘤科醫師給你的真心建議／蘇志中著. --初版. --臺北市：寶瓶文化, 2010. 12
面； 公分. --(enjoy；48)
ISBN 978-986-6249-32-7（平裝）

1. 癌症

417.8 99022978

enjoy 048

從來不放棄——關於癌症，腫瘤科醫師給你的真心建議

作者／蘇志中

發行人／張寶琴
社長兼總編輯／朱亞君
主編／張純玲・簡伊玲
編輯／施怡年
美術主編／林慧雯
校對／張純玲・陳佩伶・余素維・蘇志中
企劃副理／蘇靜玲
業務經理／盧金城
財務主任／歐素琪　業務助理／林裕翔
出版者／寶瓶文化事業有限公司
地址／台北市110信義區基隆路一段180號8樓
電話／(02)27494988　傳真／(02)27495072
郵政劃撥／19446403　寶瓶文化事業有限公司
印刷廠／世和印製企業有限公司
總經銷／大和書報圖書股份有限公司　電話／(02)89902588
地址／台北縣五股工業區五工五路2號　傳真／(02)22997900
E-mail／aquarius@udngroup.com

法律顧問／理律法律事務所陳長文律師、蔣大中律師
如有破損或裝訂錯誤，請寄回本公司更換
著作完成日期／二〇一〇年九月
初版一刷日期／二〇一〇年十二月
初版三刷日期／二〇一〇年十二月十三日
ISBN／978-986-6249-32-7
定價／三〇〇元

AQUARIUS 寶瓶 文化事業

愛書人卡

感謝您熱心的為我們填寫，
對您的意見，我們會認真的加以參考，
希望寶瓶文化推出的每一本書，都能得到您的肯定與永遠的支持。

系列：enjoy 048 **書名：從來不放棄——關於癌症，腫瘤科醫師給你的真心建議**

1. 姓名：＿＿＿＿＿＿＿＿ 性別：□男 □女
2. 生日：＿＿＿年＿＿＿月＿＿＿日
3. 教育程度：□大學以上 □大學 □專科 □高中、高職 □高中職以下
4. 職業：＿＿＿＿＿＿＿＿
5. 聯絡地址：＿＿＿＿＿＿＿＿＿＿＿＿＿＿＿＿

 聯絡電話：＿＿＿＿＿＿＿＿ 手機：＿＿＿＿＿＿＿＿

6. E-mail信箱：＿＿＿＿＿＿＿＿＿＿＿＿＿＿

 □同意 □不同意 免費獲得寶瓶文化叢書訊息

7. 購買日期：＿＿＿ 年 ＿＿＿ 月 ＿＿＿日
8. 您得知本書的管道：□報紙／雜誌 □電視／電台 □親友介紹 □逛書店 □網路 □傳單／海報 □廣告 □其他
9. 您在哪裡買到本書：□書店，店名＿＿＿＿＿＿ □劃撥 □現場活動 □贈書 □網路購書，網站名稱：＿＿＿＿＿＿ □其他＿＿＿＿＿＿
10. 對本書的建議：（請填代號 1.滿意 2.尚可 3.再改進，請提供意見）

 內容：＿＿＿＿＿＿＿＿＿＿

 封面：＿＿＿＿＿＿＿＿＿＿

 編排：＿＿＿＿＿＿＿＿＿＿

 其他：＿＿＿＿＿＿＿＿＿＿

 綜合意見：＿＿＿＿＿＿＿＿＿＿＿＿＿＿＿＿＿＿＿＿

11. 希望我們未來出版哪一類的書籍：＿＿＿＿＿＿＿＿＿＿＿＿＿＿

讓文字與書寫的聲音大鳴大放

寶瓶文化事業有限公司

（請沿此虛線剪下）

廣　告　回　函
北區郵政管理局登記
證北台字15345號
免貼郵票

寶瓶文化事業有限公司　　收

110台北市信義區基隆路一段180號8樓

8F,180 KEELUNG RD.,SEC.1,

TAIPEI.(110)TAIWAN R.O.C.

（請沿虛線對折後寄回，謝謝）